Ratgeber Autistische Störungen

Ratgeber
Kinder- und Jugendpsychotherapie
herausgegeben von
Prof. Dr. Manfred Döpfner, Prof. Dr. Gerd Lehmkuhl
Prof. Dr. Franz Petermann

Band 5

Ratgeber
Autistische Störungen

von

Fritz Poustka, Sven Bölte,
Sabine Feineis-Matthews und Gabriele Schmötzer

Hogrefe · Verlag für Psychologie
Göttingen · Bern · Toronto · Seattle

Ratgeber Autistische Störungen

Informationen für Betroffene, Eltern, Lehrer und Erzieher

von

Fritz Poustka, Sven Bölte,
Sabine Feineis-Matthews und Gabriele Schmötzer

Hogrefe · Verlag für Psychologie
Göttingen · Bern · Toronto · Seattle

Prof. Dr. med. Fritz Poustka, geb. 1941. Seit 1985 Direktor der Klinik für Psychiatrie und Psychotherapie des Kindes- und Jugendalters, Universitätsklinikum Frankfurt am Main.

Dr. rer. med., Dipl.-Psych. Sven Bölte, geb. 1968. Seit 1997 Klinischer Neuropsychologe an der Klinik für Psychiatrie und Psychotherapie des Kindes- und Jugendalters, Universitätsklinikum Frankfurt am Main.

Dipl.-Psych. Sabine Feineis-Matthews, geb. 1970. Seit 1998 Klinische Psychologin an der Klinik für Psychiatrie und Psychotherapie des Kindes- und Jugendalters, Universitätsklinikum Frankfurt am Main.

Dr. med. Gabriele Schmötzer, geb. 1944. Seit 1986 Oberärztin an der Klinik für Psychiatrie und Psychotherapie des Kindes- und Jugendalters, Universitätsklinikum Frankfurt am Main.

Bibliografische Information Der Deutschen Bibliothek

Die Deutsche Bibliothek verzeichnet diese Publikation in der Deutschen Nationalbibliografie; detaillierte bibliografische Daten sind im Internet über http://dnb.ddb.de abrufbar

Rohnsweg 25, D-37085 Göttingen

http://www.hogrefe.de
Aktuelle Informationen • Weitere Titel zum Thema • Ergänzende Materialien

Abbildungen: Klaus Gehrmann, Koblenz, unter Mitarbeit von Anja Baeckmann und Josefine Hentrich; www.neuebildwelten.de
Satz: CeZet Mediengestaltung, Erkerode/Reitling
Druck: Schlütersche Druck GmbH & Co. KG, 30851 Langenhagen
Printed in Germany
Auf säurefreiem Papier gedruckt

ISBN 3-8017-1633-3

Inhalt

1 Einleitung

Vor allem durch den Film „Rain Man“ wurde Ende der 80er Jahre die Öffentlichkeit auf eine Gruppe von Menschen aufmerksam, die grundlegende Beeinträchtigungen der Sozialkontakte und zwischenmenschlichen Verständigung zeigen und darüber hinaus auf festen Routinen bestehen und sonderbare Interessen haben. In brillanter Weise spielt Dustin Hoffman in diesem Film einen verhaltensauffälligen erwachsenen Mann namens Raymond Babbage, der mit seinem jüngeren Bruder Charlie Abenteuer bei einer Autoreise durch die USA erlebt. Raymond ist ein Mensch, bei dem viele Symptome zu beobachten sind, die für *Autismus* typisch sind, z. B. Vermeiden von Blickkontakt, monotones Sprechen, starres Bestehen auf Gewohnheiten und bizarres zwischenmenschliches Verhalten.

Autismus wurde erstmals in den 40er Jahren beschrieben. Leo Kanner, ein Arzt aus dem alten Österreich, der später in die Vereinigten Staaten auswanderte, behandelte mehrere Kinder, die wenig Kontakt zu anderen Menschen aufnahmen und Veränderungen ihres Tagesablaufs sowie ihrer Umgebung nicht ertragen konnten. Heute weiß man, dass Autismus und andere, dem Autismus ähnliche Zustände, biologische Ursachen haben. Bislang ist es noch nicht möglich, solche Erkrankungen vollständig zu heilen. Allerdings kann für die Betroffenen unter günstigen Umständen eine deutliche Abschwächung der Verhaltensprobleme erreicht werden.

Mit diesem Ratgeber wollen wir vor allem Eltern und Familien autistischer Menschen erreichen. Das Buch ist jedoch auch für Betroffene selbst, Lehrer, Erzieher und allgemein an der Erkrankung Interessierte informativ. Es ist unser Anliegen, grundlegende Erkenntnisse über die Erscheinungsformen, Ursachen und Behandlung des Autismus und damit verwandten Erkrankungen zu vermitteln sowie praktische Hilfen für den Umgang mit betroffenen Menschen zu geben. Auf den folgenden Seiten wollen wir Sie zunächst mit den vielfältigen Erscheinungsformen der Erkrankung vertraut machen, indem wir Ihnen exemplarisch die Geschichte und das Verhalten einiger Patienten beschreiben. Danach geben wir Ihnen Auskunft über die Diagnosestellung einer autistischen Störung sowie über charakteristische Symptome, und beschreiben die Entwicklungsstufen von erkrankten Menschen vom Kindergarten- bis zum Erwachsenenalter. Schließlich wollen wir Sie über den heutigen Stand der Ursachenforschung informieren und zum Abschluss einen praktisch orientierten Überblick zu Behandlungsansätzen geben. Hinweise auf weiterführende Literatur, Adressen und Informationsquellen im Internet runden diesen Ratgeber ab.

Zur Vielfalt des Autismus

Stellen Sie sich vor, Sie sehen auf einem Spielplatz ein Kind, das keine offensichtliche körperliche Behinderung hat, sich aber seltsam benimmt. Es steht alleine herum, spielt nicht mit den anderen Kindern, scheint ganz und gar mit sich selbst beschäftigt und verdreht immer wieder auf sonderbare Weise seine Hände. Wenn Sie es ansprechen und sich mit ihm unterhalten möchten, reagiert es nicht und wirkt wie gehörlos. So oder ähnlich könnte ein erster Kontakt mit einem autistischen Kind ablaufen. Er könnte jedoch auch anders aussehen, da das Verhalten von autistischen Menschen vielfältig ist und sich

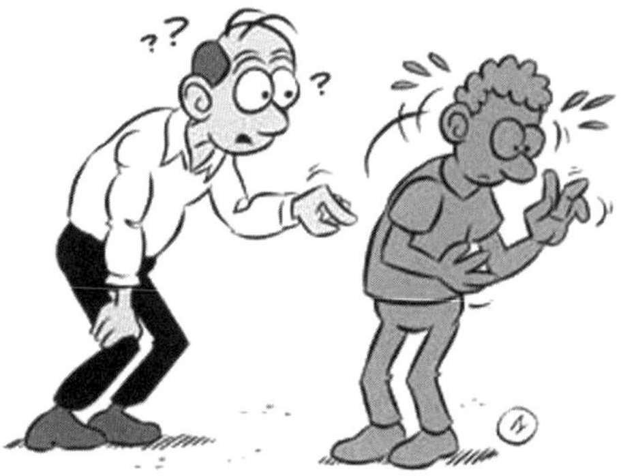

im Laufe des Lebens verändern kann. Obwohl die sozialen und kommunikativen Schwierigkeiten, die starren und zwanghaften Verhaltensweisen ein Leben lang in irgendeiner Form erhalten bleiben, unterscheiden sich Schwere und Ausmaß der Verhaltensprobleme deutlich zwischen den betroffenen Menschen. Insbesondere bestimmen Intelligenz und Sprachfähigkeit in der Entwicklung den Schweregrad der Erkrankung.

Mit den folgenden drei kurzen Fallbeispielen wollen wir versuchen, Ihnen die Vielfalt autistischer Störungen zu demonstrieren und gleichzeitig verdeutlichen, welche alltäglichen Schwierigkeiten, Belastungen und Sorgen der Eltern damit verbunden sind. Die Kinder Ralf und Klara weisen Symptome eines frühkindlichen Autismus auf, wie er von Leo Kanner beschrieben wurde, wobei Klara zusätzlich an geistiger Behinderung leidet. Alexander dagegen leidet an einem sogenannten Asperger-Syndrom, einer etwas schwächeren Form des Autismus, die ebenfalls erstmals in den 40er Jahren von dem Kinderarzt Hans Asperger dokumentiert wurde. Patienten mit Asperger-Syndrom werden in der Regel später auffällig als Kinder mit frühkindlichem Autismus, haben keine Verzögerung der Sprachentwicklung und zumeist eine durchschnittlich bis überdurchschnittliche intellektuelle Begabung. Dennoch zeigen sie ebenfalls große Probleme im Umgang mit anderen Menschen und Schwierigkeiten, sich mitzuteilen, bzw. andere Menschen zu verstehen.

Kennen Sie das?

Die Eltern berichten, dass ihr 8-jähriger *Ralf* schon immer in seiner Entwicklung verzögert gewesen ist, vor allem in Bezug auf seine Sprache. Er kann zwar inzwischen in Sätzen sprechen, macht aber häufig Fehler und sein Wortschatz ist begrenzt. Zudem spricht er häufig von sich in der dritten Person („Ralf will …“, „Ralf hat …“). Er verweigert den Kontakt mit Gleichaltrigen. Vereinzelt sucht er Kontakt zu Erwachsenen, wobei er sich unbeholfen, distanzlos und sozial unangemessen verhält. Gegenüber Schmerzen ist er unempfindlich. Verletzt er sich, weint er nicht und sucht auch keine Hilfe oder Trost. Mit seinen Händen ist er ungeschickt und kann nicht mit Messer und Gabel essen oder einen kleinen Ball fangen. Ralf hat eine Vorliebe für Zahlen, merkt sich z. B. Telefonnummern, Hausnummern und Geburtstage und fragt auch fremde Leute danach. Auch wenn er bestimmte Menschen schon zu Wohnort und Geburtstag befragt hat und die Antworten kennt, fragt er bei

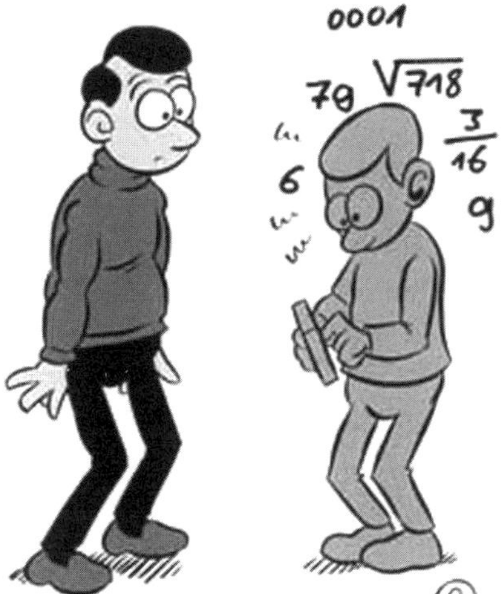

späteren Zusammentreffen erneut danach. *Ralf* schaut andere Menschen nicht an, sondern richtet seinen Blick stets nach unten. Körperkontakt ist ihm unangenehm. Ohne nachvollziehbaren Grund und ohne dass man eine Absicht erkennen könnte, kann er spontan aggressiv werden, beißen und schlagen, andere Kinder beim Spielen stören oder ihnen Sachen entreißen. *Ralf* hat eine Vorliebe für eine kleine Auswahl an Musikkassetten und CDs, die er täglich anhören will und dabei fortwährend an den Reglern der Musikanlage dreht. Die Eltern berichten, dass sie sich nicht mehr trauen, mit *Ralf* außer Haus zu gehen, da dies in der Regel in kleinen Katastrophen ende. Als die Familie z. B. einen Ausflug zu Mc Donald´s machte, bediente sich *Ralf* einfach am Nachbartisch an Pommes Frites, Burger und Cola, was zu einem Konflikt mit den anderen Gästen führte, die für das Verhalten Alberts keinerlei Verständnis aufbringen konnten.

Klara wird im Alter von 8 Jahren durch ihre Eltern in unserer Ambulanz vorgestellt, nachdem sie zuvor bereits in einem sozialpädiatrischen Zentrum untersucht worden war. Die Eltern berichten, man könne sich mit ihrer Tochter nicht unterhalten; sie äußere keine Bedürfnisse oder Wünsche. Nie erzähle sie spontan etwas über sich oder andere. Auf Fragen, z. B. „Wie geht es dir?“ oder „Wie heißt du?“ antworte sie gar nicht und scheine diese auch nicht zu verstehen. Ihre sprachlichen Äußerungen bestünden im Wesentlichen aus stereotypen Worten und Sätzen. Klara nehme kaum Blickkontakt auf und wirke wie in ihrer eigenen Welt versunken. Sie höre gerne Musik und kenne viele Liedertexte auswendig. Dagegen spiele sie nicht mit anderen Kindern, auch nicht in der Schule, und hätte keinerlei Kontakte zu Gleichaltrigen. Auch mit alters- und geschlechtstypischem Spielzeug (z. B. Puppen) beschäftige sie sich überhaupt nicht. Den Eltern bereitet insbesondere Sorgen, dass Klara Veränderungen jeder Form ablehnt und Dinge in der Wohnung auf eine besondere

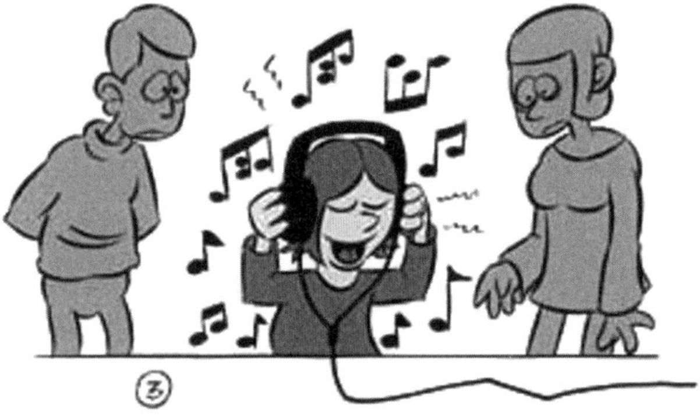

Weise arrangiert sein müssen. Würden bspw. Gegenstände in der Wohnung bewegt oder stünden Türen und Schranktüren offen, dann schreie und weine Klara, sei völlig außer sich und kaum zu beruhigen. Auffällig an ihrem Verhalten sei auch, dass sie oft mit ihrem Handrücken über Oberflächen von Objekten streiche und ein Bedürfnis habe, alles mögliche zu beriechen. Auf Grund ihrer geistigen Behinderung geht Klara in eine Schule für Praktisch Bildbare und zeigt auch dort die beschriebenen Verhaltensweisen sowie deutliche motorische Unruhe. Klara ist kaum in der Lage, für mehrere Minuten auf einem Stuhl zu sitzen, um sich konzentriert mit etwas zu beschäftigen, sondern ist ständig in Bewegung. Klara benötigt Aufsicht, da sie sich der Gefahr oder der Wirkung vieler ihrer Verhaltensweisen offensichtlich nicht bewusst ist, z. B. achtet sie überhaupt nicht auf den Straßenverkehr, dreht in der Wohnung Wasserhähne auf oder reibt ihren ganzen Körper mit Zahnpasta ein.

Alexander ist ein zwölf Jahre alter Junge, der in seinem Leben bislang noch keinen tragfähigen Kontakt zu Gleichaltrigen hatte. Es wirkt, als ob er große Angst vor anderen Menschen habe und ihnen gezielt aus dem Weg gehe. Sein Gesicht und seine Stimme geben keine Auskunft über sein Befinden. Auch verwendet er keine Gestik zur Kommunikation. Seine Mimik ist maskenhaft und Lächeln erwidert er nicht. Obwohl er durchaus intellektuell begabt ist und das Gymnasium besucht, wirkt sein Verhalten kindisch und hilflos. Den Unterricht stört er häufig durch ausgeprägte Unruhe und geringe Aufmerksamkeit.

Außerhalb der Schule beschäftigt sich *Alexander* am liebsten mit seinen Haustieren, einer Katze und einer zahmen Ratte. Im Garten fängt er Grashüpfer, um ihr Verhalten akribisch zu beobachten. Er ist sehr interessiert an Steinen und Elektronik, hört aber auch gern Nachrichten und verfügt über ein ausgedehntes Wissen in Bezug auf das aktuelle Weltgeschehen. Wechselseitige Konversation ist mit Alexander kaum

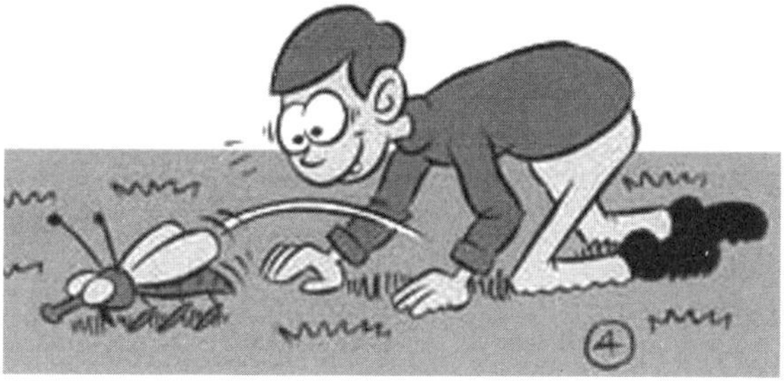

möglich. Zwar kann man eine Unterhaltung mit ihm beginnen, sofern Themen angesprochen werden, die ihn interessieren, aber er lässt dann niemanden zu Wort kommen, scheint nicht zuzuhören und monologisiert vorrangig. Alexander studiert am liebsten Sachbücher. Er wird sehr nervös, wenn er mal zu spät zur Schule kommt und ist durch Veränderungen leicht irritierbar. Er besteht auf seinem festen Platz am Esstisch, will nur morgens duschen und auch im Herbst noch kurze Hosen tragen. Es fällt ihm sehr schwer, sich in andere hineinzuversetzen und entsprechend zu reagieren, z. B. seine Mutter zu trösten, wenn diese traurig und verzweifelt ist.

2 Feststellen des Autismus und ähnlicher Erkrankungen

2.1 Was ist eine Diagnose und warum ist sie notwendig?

Das Wort Diagnose bedeutet soviel wie „ermittelt" oder „festgestellt". In der Medizin sind Diagnosen Namen oder Beschreibungen für bestimmte Erkrankungen. Erst wenn eine (die richtige) Diagnose feststeht, d.h. eine vorliegende Krankheit erkannt worden ist, kann eine wirksame und vertretbare Behandlung einsetzen. Therapie ohne eine vorherige Klärung des Zustands einer Person ist demnach sinnlos, bzw. sogar schädlich. Einfach ausgedrückt wäre Therapie ohne eingehende Diagnostik so, als würde man bei einem Kraftfahrzeug ohne entsprechende Besichtigung die Zylinderkopfdichtung ersetzen, obwohl eigentlich der Keilriemen gerissen ist. Den richtigen Fehler bei dieser Vorgehensweise auf Anhieb zu beheben, wäre Zufall.

Viele Menschen haben die Erfahrung gemacht, dass es lange dauern kann, bis Experten wirklich erkannt haben, was ihnen fehlt. Der Zeitraum der Ungewissheit bis zur Diagnose einer Krankheit, Informationen über Heilungsaussichten und Dauer ist sehr unangenehm. Oft treten Gefühle der Hilf- und Hoffnungslosigkeit oder erhöhte Reizbarkeit auf. Zudem verstreicht unter Umständen wertvolle Zeit, da sich die Krankheit verschlimmern kann. Diagnosen geben Orientierung, legen Behandlungsschritte nahe und beinhalten weitere Auskünfte, z. B. über den wahrscheinlichen Verlauf der Krankheit (Prognose). Diagnosen machen zudem das Vorgehen von Experten durchschaubarer und überprüfbar.

Auf der anderen Seite darf natürlich nicht übersehen werden, dass Menschen durch eine Diagnose u.U. ein Etikett angehängt wird, das sie später – auch wenn sie nicht mehr krank sind – nur schwer loswerden können. Durch eine Diagnose wird eine klare Trennung zwischen krank und gesund vorgenommen und Unterscheide zwischen Menschen mit und ohne Diagnose werden hervorgehoben. Letzteres beinhaltet die Gefahr, dass dem Einzelnen durch die Feststellung der Diagnose (z. B. Autismus) bestimmte Nachteile entstehen. Diese Gefahr ist bei psychischen Störungen erfahrungsgemäß noch höher als bei körperlichen Erkrankungen.

2.2 Die Diagnose des frühkindlichen Autismus

Der frühkindliche Autismus (griechisch: „autos“ = selbst und „ismos“ = Zustand/Orientierung) ist die bekannteste Diagnose unter den autistischen Störungen oder tiefgreifenden Entwicklungsstörungen. Das liegt in erster Linie daran, dass frühkindlicher Autismus am bekanntesten und besten wissenschaftlich untersucht ist und sozusagen den Prototyp der autistischen Störungen darstellt. Wie wir bereits versucht haben darzustellen, gibt es „den“ Autismus nicht, da sehr unterschiedliche Schweregrade und Kombinationen von Verhaltenauffälligkeiten möglich sind. Gewisse übergeordnete Verhaltensprobleme müssen aber immer vorliegen, damit die Diagnose des frühkindlichen Autismus zutrifft. In der Definition des frühkindlichen Autismus der Weltgesundheitsorganisation werden charakteristische Symptome zu Verhaltensstörungen in drei Bereichen zusammengefasst. Für eine Diagnose müssen

- qualitative Auffälligkeiten der gegenseitigen sozialen Interaktion,
- qualitative Auffälligkeiten der Kommunikation (oft Sprache),
- begrenzte, repetitive und stereotype Verhaltensmuster, Interessen und Aktivitäten,

und darüber hinaus

- eine auffällige und beeinträchtigte Entwicklung bereits vor dem dritten Lebensjahr (häufig Verzögerungen der Sprachentwicklung oder Ausbleiben von Sprache)

vorliegen. Ferner darf die

- Symptomatik nicht besser durch eine andere psychische Störung beschrieben werden können.

2.3 Die Diagnose des Asperger-Syndroms

Das Asperger-Syndrom ist dem frühkindlichen Autismus in vielerlei Hinsicht ähnlich. Vor allem ältere Patienten mit frühkindlichem Autismus, guter Sprache und durchschnittlicher Intelligenz sind z.T. nur schwer von

Patienten mit Asperger-Syndrom abzugrenzen. Frühkindlicher Autismus und Asperger-Syndrom unterscheiden sich im Wesentlichen durch ihre Entwicklung. Alle Kinder mit Autismus werden bereits vor dem dritten Lebensjahr auffällig. Dies ist bei Menschen mit Asperger-Syndrom eher nicht der Fall. Die Sprachentwicklung ist bei Menschen mit Asperger-Syndrom weitgehend unauffällig. Allerdings können Meilensteine der motorischen Entwicklung (z. B. freies Laufen) nur mit Verzögerung erreicht werden. Auch bei Erwachsenen können noch motorische Probleme auftreten, z. B. Schwierigkeiten, Radfahren zu lernen, oder ein behäbiger, schleppender Gang. Im Unterschied zu Menschen mit frühkindlichem Autismus gibt es beim Asperger-Syndrom auch fast keine Überlappung mit geistiger Behinderung. Insgesamt ist die Schwere der sozialen und kommunikativen Defizite etwas schwächer ausgeprägt. Die Verhaltensprobleme von Menschen mit Asperger-Syndrom werden in der Regel deutlich später erkannt (oft erst beim Eintritt in die Schule oder danach) als diejenigen von Menschen mit frühkindlichem Autismus (2. bis 6. Lebensjahr).

Für eine Diagnose Asperger-Syndrom muss folgender Sachverhalt vorliegen:

- Fehlen einer eindeutigen allgemeinen Verzögerung der Sprache oder intellektuellen Entwicklung. Einzelne Worte werden bereits im zweiten Lebensjahr oder früher benutzt. Selbstständigwerden und die Neugier an der Umgebung sind während der ersten drei Lebensjahre unauffällig. Motorische Entwicklungen können etwas verspätet auftreten. Spätere motorische Ungeschicklichkeit und isolierte Spezialfähigkeiten sind häufige, aber keine notwendigen Merkmale.
- Qualitative Beeinträchtigungen der gegenseitigen sozialen Interaktion (entspricht dem Kriterium für Autismus).
- Ein ungewöhnlich intensives, umschriebenes Interesse oder begrenzte, repetitive und stereotype Verhaltensmuster, Interessen und Aktivitäten (entspricht dem Kriterium für Autismus).
- Die Symptomatik darf nicht besser durch eine andere psychische Störung beschrieben werden können.

2.4 Andere autistische Störungen

Der *atypische Autismus* ist dem frühkindlichen Autismus ebenfalls ähnlich, abgesehen davon, dass die typischen Symptome erst später sichtbar werden (im oder nach dem dritten Lebensjahr) und/oder bestimmte Symptome aus einem der drei kritischen Störungsbereiche (soziale Interaktion, Kommunikation und repetitiv-stereotype Verhaltensweisen) fehlen.

Bei den *sonstigen desintegrativen Störungen* des Kindesalters kommt es nach einer zunächst offensichtlich normalen körperlichen und geistigen Entwicklung in den ersten drei bis vier Lebensjahren zu einem dramatischen Verlust bereits erworbener Fertigkeiten im Bereich der Sprache, des Spielens, der Sozialisation, des adaptiven Verhaltens, der Darm- und Blasenkontrolle oder der Motorik. Nach Ausbruch der Krankheit sind die allgemeinen Symptome denen des frühkindlichen Autismus sehr ähnlich, aber oftmals noch schwerer ausgeprägt.

Beim *Rett-Syndrom* liegt eine unauffällige oder nahezu unauffällige Entwicklung in den ersten Lebensmonaten vor. Ab dem sechsten Lebensmonat (spätestens bis zum 18. Lebensmonat) kommt es zu einer Verlangsamung bzw. einem Abbruch der körperlichen und geistigen Entwicklung und schließlich zum Verlust vielfältiger Fähigkeiten, z. B. der Sprache. Auffällig ist vor allem das Auftreten stereotyper Handbewegungen vor dem Körper, wie Händewringen oder Waschbewegungen und ein unsicherer, unkoordinierter Gang. Viele Kinder weisen grobmotorische Stereotypien (Tänzeln auf der Stelle, Rumpfschaukeln, Oberkörperpendeln) auf und Knirschen mitunter in reizarmen oder stressreichen Momenten mit den Zähnen.

2.5 Wie äußert sich Autismus genau?

Für Autismus ist vor allem ein grundlegendes Defizit im Bereich des sozialen Miteinanders und der gegenseitigen Verständigung typisch. Menschen mit frühkindlichem Autismus und Asperger-Syndrom fehlt ein natürliches Verständnis für die Gefühle, Gedanken, Vorstellungen und

Wünsche anderer, und das Interesse am Gegenüber ist eingeschränkt. Soziale und gesellschaftliche Regeln und Normen sowie Erwartungen von Mitmenschen werden schlecht verstanden. Freundschaften werden kaum aufgebaut. Autistische Menschen haben ein hohes Bedürfnis nach Gleichförmigkeit ihrer Umwelt und Alltagsgewohnheiten. Häufig sind Interessen und Aktivitäten eingeschränkt oder ungewöhnlich in Bezug auf die Intensität oder das Gebiet.

Beeinträchtigungen der gegenseitigen sozialen Interaktion. Probleme in diesem Bereich zeigen sich bei Kindern unter anderem durch den Unwillen oder die Unfähigkeit, Blickkontakt zu anderen Personen aufzunehmen. Wird Augenkontakt hergestellt, dann wirkt der Blick oft wie ein Starren, oder als blickten die betroffenen Personen durch einen hindurch. Zur Beeinträchtigung der Interaktion gehört auch der Mangel an spontanem Imitationsverhalten. Schon bei einfachsten Kindergartenspielen, bei denen Nachahmung gefragt ist, wie „Zeigt her eure Füßchen“, verweigert das Kind die Teilnahme oder kann nur mitmachen, wenn die Erzieher es unterstützen und genau zeigen, was es machen soll. Fantasievolles Spielen mit Puppen, Plüschtieren oder Autos ist kaum zu beobachten. An Gruppenspielen mit sozialem Charakter sind die betroffenen Kinder nicht interessiert, vermeiden diese bisweilen, ja wehren sich sogar gegen die Teilnahme am Gruppengeschehen. Gelegentlich beteiligen sie sich u.U. an einfachen Gruppenaktivitäten, z. B. Fangen.

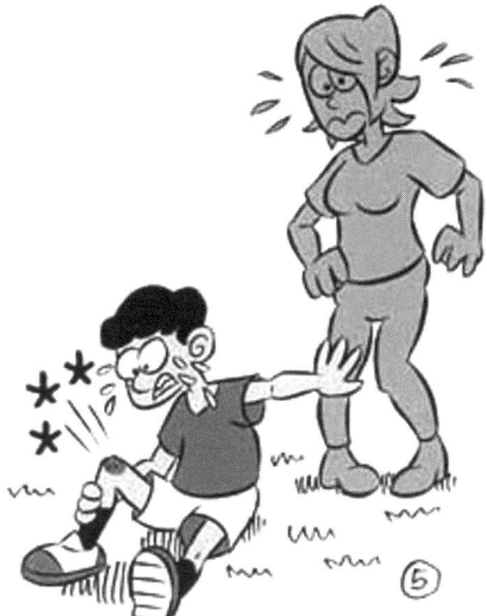

Ebenso fällt es autistischen Kindern und Jugendlichen schwer, die Freude oder Begeisterung anderer zu teilen, z. B. bei einer Geburtstagsfeier mitzumachen. Es kann durchaus sein, dass sich das Kind über den Kuchen, den es bekommt, freut, sich aber nicht an den Vorbereitungen, am Singen des Geburtstagsliedes oder den Gratulationen beteiligt, bzw. an ein Geschenk für das Geburtstagskind denkt.

Eltern beobachten oft, dass sich ihr Kind zwar über etwas freuen kann, auch lacht und glücklich wirkt, sie aber selten oder nie vom Kind in diese Freude einbezogen werden. Kommuniziert das Kind seinen Gefühlszustand über das Gesicht, wirkt die Mimik mitunter starr oder eher wie eine Grimasse. Häufig werden auch nur extreme Gefühlszustände zum Ausdruck gebracht. Mütter berichten, dass ihre autistischen Kinder sich nicht trösten lassen, wenn sie sich verletzen, bzw. wenig schmerzempfindlich wirken. Auch selbst trösten sie andere wenig, wenn diese traurig oder niedergeschlagen sind. Menschen mit autistischen Störungen haben ein begrenztes Einfühlungsvermögen und prinzipielle Schwierigkeiten, elementare Aspekte sozialer Beziehungen zu begreifen. Selbst Eltern können manchmal nur schwer erkennen, ob ihr betroffenes Kind sie liebt oder emotional braucht, weil es dies nicht – wie die meisten anderen Kinder – deutlich ausdrückt.

Die *Beeinträchtigungen der Kommunikation* äußern sich bei Kindern mit frühkindlichem Autismus an erster Stelle durch eine Verzögerung und Störung der Sprachentwicklung. Bis zu einem Viertel der Betroffenen bleibt sogar ein Leben lang stumm oder spricht lediglich ein paar Worte. Es ist daher sehr schwierig, mit den Betroffenen zu kommunizieren, insbesondere weil viele auch nicht auf andere Weise versuchen, sich mitzuteilen. Man kann oft nicht einschätzen, wie es den Kindern geht und was sie brauchen. Es kann vorkommen, dass ein Kind mit Autismus tobt und selbstverletzendes Verhalten zeigt, weil es schlimme Schmerzen hat, dies aber nicht verständlich zum Ausdruck bringen kann (z. B. mit Gebärden, Gesten). Das Nicht-Kommunizieren führt vor allem dazu, dass das Kind den Eltern und anderen fremd bleibt und allgemein andersartig erscheinen kann. Zum Beispiel im Gegensatz zu gehörlosen Menschen, ist nicht nur die Sprache, sondern die Fähigkeit zur Kommunikation generell beeinträchtigt.

Falls Sprache erworben wird, was bei allen Personen mit Asperger-Syndrom und auch vielen Patienten mit frühkindlichem Autismus irgendwann der Fall ist, kann diese typischerweise recht eigentümlich und in ihrer Verwendung merkwürdig und begrenzt sein. Vor allem aber wird sie nicht in erster Linie zum sozialen Austausch eingesetzt. Menschen mit Autismus verwenden nicht selten bestimmte Wörter oder Sätze, die sie ohne Zusammenhang wiederholt äußern oder imitieren andere wie Papageien (unmittelbare Echolalie). Die Kinder neigen auch zu wiederholten Selbstgesprächen mit Floskeln, die sie irgendwo (z. B. Fernsehen oder Radio) aufgeschnappt haben (verzögerte Echolalie). Ebenso kann es zu Wort- oder Frageritualen und zum Verwechseln persönlicher Fürwörter kommen, so dass Kinder z. B. „du“ statt „ich“ verwenden oder von sich selbst in der dritten Person sprechen („er/sie“ oder der eigene Name wird verwendet).

Beim Asperger-Syndrom kann es im Gegensatz zum Autismus vorkommen, dass die Betroffenen zwar sehr früh und differenziert zu sprechen beginnen, aber die Sprache auf eine ungewöhnlich manierierte, altkluge und insgesamt aufgesetzt wirkende Weise verwenden. Zudem sprechen die meisten Betroffenen monoton, ohne die Wörter angemessen zu betonen, auffällig laut oder leise, schnell oder langsam. Die Aussprache wirkt daher mechanisch und erinnert evtl. an einen Roboter. Auch normal oder gut begabte Menschen mit Autismus, bei denen sich die Sprache im Verlauf verbessert, können solches Verhalten zeigen. Eine Unterhaltung mit den Betroffenen ist häufig problematisch, weil sie trotz ausreichender sprachlicher Kompetenzen keinen wechselseitigen Dialog eingehen oder kein Gespräch entwickeln können. Zumeist scheitern Versuche, ein Gespräch zu beginnen oder die Betroffenen ergreifen das Wort und sprechen ohne größere Beachtung des Gesprächspartners monologartig ausschließlich über ihre eigenen Interessen wobei sie kaum zu unterbrechen sind. Auffällig ist auch, dass die Betroffenen alles Gesagte wortwörtlich verstehen, d.h. Sprichwörter, Witze, Ironie und andere Mitteilungen nicht adäquat deuten können.

Repetitive, stereotype Verhaltensweisen und Interessen können dadurch auffallen, dass sich ein Kind nicht wie andere Kinder mit Spielsachen beschäftigt oder diese nur in eingeschränkter Weise verwendet, z. B. unablässig und versunken nur an den Rädern eines Autos dreht oder über Stunden Murmeln zählt und sortiert. Es kann auch sein, dass sich das Kind überhaupt nicht für Spielsachen interessiert, sondern starke Bindungen an andere Objekte entwickelt, z. B. einen Schraubenschlüssel oder einen Kugelschreiber. Evtl. ist das Kind von bestimmten Orten und Dingen fas-

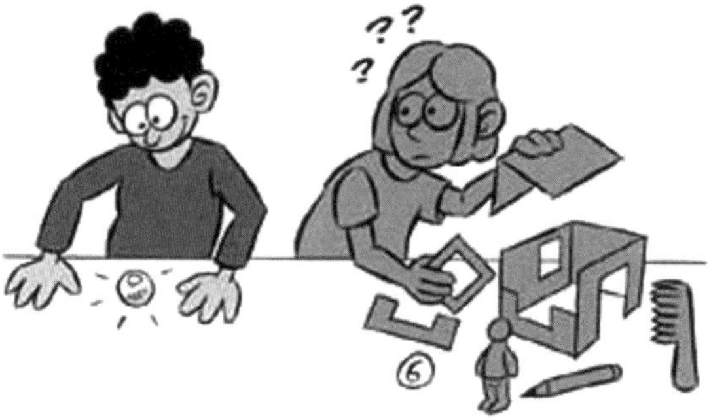

ziniert, wie Treppenhäusern oder Ampeln. Viele ältere Menschen mit Autismus pflegen ein exzessives, Interesse für gewöhnliche oder auch sehr ungewöhnliche Dinge, z. B. Computer, Filme, Sterne, Fahrpläne, Müll oder Nägel.

Die Betroffenen zeigen u.U. auch bizarre Bewegungen mit ihrem Körper oder mit ihren Armen, Händen und Fingern, z. B. Hüpfen, Flattern, Tänzeln, Erstarrungen und bestimmte Verdrehungen. Es können auffällige sensorische Interessen in der Art vorkommen, dass Objekte und Menschen wiederholt angefasst, befühlt, berührt oder beschnuppert werden oder bestimmte Geräusche und Lichter die Aufmerksamkeit der Kinder fesseln. Zudem können ausgeprägte Zwänge vorkommen, d.h. es wird darauf bestanden, dass Dinge in einer bestimmten Weise angeordnet, getan oder gesagt werden, ohne das dies einen Sinn ergibt. Nicht zuletzt entwickeln einige Betroffene autoaggressives Verhalten, z. B. Schlagen des Kopfes gegen die Wand, Ausreißen der Haare oder Blutigbeißen der Hände. Wesentlich ist auch das Bedürfnis der Betroffenen nach Gleichförmigkeit in Bezug auf Alltag und Umgebung, bzw. der Widerstand gegenüber Veränderungen.

2.6 Wie stellen Ärzte und Psychologen fest, ob ein Kind eine autistische Störung hat?

Nicht alle Ärzte und Psychologen sind in der Lage, autistische Störungen zu erkennen. Autistische Störungen sind keine alltäglichen, sondern vergleichbar seltene Erkrankungen, mit denen nicht alle Fachleute ausreichend vertraut sind. In der Regel kann nur eine Auswahl von Kinder- und Jugendpsychiatern, klinischen Psychologen und Kinderärzten eine sichere Diagnose stellen. Wenn ein begründeter Verdacht auf das Vorliegen einer autistischen Störung besteht, sollte man sich daher an ausgewiesene Experten wenden.

Obgleich man auf Grund unterschiedlicher Befunde davon ausgeht, dass autistische Störungen biologische, vermutlich hauptsächlich genetische Ursachen haben, kann man derzeit die meisten autistischen Störungen noch nicht anhand eines körperlichen Merkmals diagnostizieren. Es gibt also keinen zuverlässigen organischen Hinweis auf autistische Störungen. Eine Ausnahme ist das Rett-Syndrom. Ungefähr 85% der Kinder haben eine krankhafte Veränderung auf dem X-Chromosom, was auch mit einem entsprechenden molekulargenetischen Test festgestellt werden kann, den einige humangenetische Abteilungen an Universitätskliniken und spezielle Labors durchführen. Ansonsten wird die Diagnose ausschließlich auf Grund einer genauen Analyse und Beobachtung des Verhaltens der Kinder und der Befragung der Eltern zur Entwicklung gestellt.

Eine seriöse Diagnostik dauert zumeist einige Stunden. Dabei werden in der Regel nach wissenschaftlichen Prinzipien konstruierte Fragebogen, Beobachtungsinstrumente und Interviews durchgeführt. Bei der Diagnostik geht es vor allem auch darum abzuklären, ob es sich tatsächlich um eine autistische Störung handelt, wie schwer diese ist, welchen Einfluss die Problematik auf den Alltag des Kindes hat und ob ggf. noch weitere Erkrankungen vorliegen, was bei Autismus häufig der Fall ist. Zum Ausschluss von Störungen und Erkrankungen erfolgen zumeist noch weitere Untersuchungen, z.T. durch andere Ärzte, bspw. Prüfungen des Hörens und Sehens.

2.7 Die Überlappung von autistischen Störungen mit anderen psychischen Störungen und körperlichen Erkrankungen

Bei autistischen Störungen ist es leider nicht die Ausnahme, sondern eher die Regel, dass neben der eigentlichen Erkrankung noch weitere Leiden vorliegen, die die Probleme des Kindes und der Familie vergrößern. Deshalb muss der behandelnde Arzt oder Psychologe vielfältige Untersuchungen vornehmen oder veranlassen, um diese Begleitumstände abzuklären.

Beim frühkindlichen Autismus sind Störungen der Intelligenz häufig. Etwa 25 bis 50% der Betroffenen leiden zusätzlich an *geistiger Behinderung* (siehe auch Kasten 1). Noch häufiger liegt eine geistige Behinderung beim Rett-Syndrom und den sonstigen desintegrativen Störungen vor. Beim Asperger-Syndrom ist eine unterdurchschnittliche intellektuelle Leistungsfähigkeit äußerst selten.

Eine weitere überzufällig häufige Überlappung des frühkindlichen Autismus liegt mit Anfallsleiden vor. Etwa 15 bis 30% der Patienten mit frühkindlichem Autismus leiden an *Epilepsie*. Die Anfälle beginnen entweder in der frühen Kindheit oder in der späten Adoleszenz. Die Rate ist beim Rett-Syndrom weitaus höher. Auch beim Asperger-Syndrom finden sich Fälle von epileptischen Erkrankungen.

Einige *genetisch bedingte neurologische und Stoffwechselerkrankungen* gehen vermehrt mit autistischen Störungen einher. Es ist z. B. bekannt, dass frühkindlicher Autismus in 10% der Fälle mit seltenen und organisch sicher verifizierbaren Erkrankungen verknüpft ist, z. B. mit der tuberösen Hirnsklerose, dem fragilen X-Syndrom, dem Williams-Syndrom, der unbehandelten Phenylketonurie und der Neurofibromatose. Es ist aber keineswegs so, dass alle Kinder mit diesen Erkrankungen auch Autismus aufweisen.

Viele Kinder mit autistischen Störungen sind motorisch sehr unruhig, impulsiv und zeigen Aufmerksamkeitsprobleme, die mit den Symptomen eines *hyperkinetischen Syndroms* übereinstimmen oder Anzeichen einer *Tic-Störung* (unwillkürliche motorische Zuckungen und Lautäußerungen) sind. Vor allem bei älteren Betroffenen und intellektuell unauffälligen Menschen mit Autismus oder Asperger-Syndrom können ebenfalls häufig *depressive Verstimmungen* auftreten, wenn sich die Betroffenen ihrer Andersartigkeit bewusst werden.

Kasten 1:
Sind Menschen mit autistischen Störungen hochbegabt?

In der Öffentlichkeit hält sich recht eisern der Glaube, alle autistischen Kinder seien hochbegabt, und lediglich nicht in der Lage, ihre Fähigkeiten zu zeigen. Vom wissenschaftlichen und logischen Standpunkt aus spricht nichts für diesen Mythos. Wenngleich in einem geringen Maße als ursprünglich angenommen, existiert im Gegenteil eine überzufällig häufige Überlappung von Autismus und geistiger Behinderung. Weil sich die Auffassung der versteckten Begabung jedoch vielerorts hält, werden oft große und völlig überzogene Erwartungen bei den Angehörigen geweckt, die früher oder später enttäuscht werden. Die betroffenen Kinder werden womöglich überfordert oder eine angemessene Behandlung verhindert bzw. es wird „vorbei therapiert".

Zweifellos gibt es neben den Betroffenen mit intellektuellen Problemen viele Menschen mit Autismus, die normal oder überdurchschnittlich begabt sind, was zumeist auch in irgendeiner Phase der Entwicklung mit psychologischen Testverfahren abgesichert werden kann. Zudem können bei autistischen Störungen ungewöhnliche Fähigkeiten (Inselbegabungen) auftreten (z. B. besondere Gedächtnisleitungen oder außerordentliches Wissen über Daten und Fakten), was besonderer Aufmerksamkeit bedarf und großes Forschungsinteresse geweckt hat. Wirklich spektakuläre Fähigkeiten sind bei Menschen mit Autismus aber vergleichbar selten. Häufig wirken bestimmte Inselbegabungen allein angesichts der parallel vorhandenen psychiatrischen Symptomatik herausragend.

2.8 Selbstständigkeit und praktische Probleme von Kindern mit Autismus

Viele Kinder mit Autismus, vor allem solche, die zusätzlich an geistiger Behinderung oder organischen Syndromen leiden, werden kaum selbstständig, können alltägliche Aufgaben nicht alleine verrichten und benötigen daher viel Aufsicht, Kontrolle und Fürsorge. Häufiger lernen die Kinder nicht oder sehr spät, wie man sich anzieht, wäscht, die Zähne putzt, ein Butterbrot zubereitet oder ein Glas Limonade einschenkt. Besonders alarmierend ist bei einigen Kindern die Unfähigkeit, Gefahren angemessen einzuschätzen oder sich zu orientieren. Die Gefahr, dass Kinder mit Autismus Unfälle im Straßenverkehr erleiden, sich Fremden anvertrauen oder weglaufen ist viel höher als bei normal entwickelten. In der späteren Kindheit kann es passieren, dass sie nicht erlernen, allein den Schulweg zu bewältigen, den Wert und die Funktion von Geld zu erkennen oder ein Telefon zu bedienen.

Gestörtes Essverhalten ist womöglich eines der ersten Probleme, das zur Vorstellung beim Kinderarzt führt. Säuglinge mit autistischen Störungen entwickeln u.U. Auffälligkeiten beim Stillen oder lehnen die Brust der Mutter ab. Auch später können sie Trinkschwierigkeiten zeigen oder sind schwer zu füttern. Die Umstellung von flüssiger auf feste Nahrung kann Schwierigkeiten bereiten, so dass evtl. lange mit Fläschchen oder Breikost ernährt werden muss. Kinder mit Autismus erlernen teilweise nur schlecht oder spät das Kauen oder entwickeln starre Vorlieben für gewisse Speisen, die eine unausgewogene Ernährung zur Folge haben können. Es kann passieren, dass die Betroffenen nur weiche oder harte, fette oder süße, kalte oder warme, trockene oder saftige oder nur Speisen mit einer bestimmten Farbe oder Form zu sich nehmen wollen und andere vehement ablehnen.

In jedem Alter können bei autistischen Erkrankungen Schlafstörungen auftreten. Oft wird bereits im Säuglingsalter von ausgeprägten Problemen des Schlaf-Wach-Rhythmus berichtet. Einige Kinder schreien beim Schlafengehen über Stunden und sind nur durch spezielle Reize, z. B. eine Fahrt im Auto, zu beruhigen oder, nachdem ein kompliziertes, langes Ritual durchgeführt wurde. Auch bei älteren Betroffenen kann es vorkommen, dass sie nachts unruhig sind, durch die Wohnung irren, alle Lichter anschalten und bestimmten Beschäftigungen (z. B. ihren Spezialinteressen) nachgehen.

Die Sauberkeitsentwicklung ist bei vielen autistischen Kindern verzögert und bedarf meist eines gezielten Trainings. Vielfach verweigern sie, den Stuhlgang in die Toilette abzusetzen und verlangen zu diesem Zweck noch über Jahre Windeln. Auch eine Obstipation (Verstopfung) kann bestehen, die den Ausscheidungsvorgang erschwert und zu Schmerzen führt.

2.9 Woran erkennt man frühzeitig Kinder mit autistischen Störungen?

Einige autistische Kinder können sich als Säuglinge und Kleinkinder zunächst noch unauffällig entwickeln. Nicht selten zeigen aber z. B. Kinder mit frühkindlichem Autismus schon von Geburt an schwieriges Verhalten, das bei den Eltern Besorgnis auslöst. Frühe Symptome sind aber nicht unbedingt typisch für Autismus, sondern können in diesem Alter auch auf andere Erkrankungen und Störungen hinweisen oder sogar extreme Varianten einer normalen Entwicklung sein. Es ist daher schwierig, vor dem 18. Lebensmonat eine sichere Autismusdiagnose zu stellen. Trotzdem sollten Eltern aufmerksam werden, wenn ihr Kind nicht beginnt zu lächeln, zu reagieren, wenn es angesprochen wird, Interesse an anderen Menschen zu zeigen, Blickkontakt aufzunehmen, zu imitieren oder auf Gegenstände zu deuten.

Eine Abklärung des Verhaltens muss unbedingt erfolgen, wenn bestimmte schwerwiegende Symptome vorliegen, z. B. das Kind nicht beginnt, zu sprechen oder regrediert, d.h. erworbene Fähigkeiten verliert (siehe Kasten 2). Dies ist unerlässlich, weil nur bei einer frühen Diagnosenstellung auch frühzeitig individuelle Förderung und Therapie veranlasst werden kann, was wiederum die Prognose des Kindes verbessert. Viele Kinder mit autistischen Störungen werden noch immer zu spät diagnostiziert, d.h. erst nach dem vierten oder fünften Lebensjahr. Menschen mit Asperger-Syndrom oder anderen leichteren Formen tiefgreifender Entwicklungsstörun-

Kasten 2:
Symptome, bei deren Vorliegen unbedingt die Abklärung einer autistischen Störung erfolgen sollte

- Kein Brabbeln oder Lautieren im Alter von 12 Monaten
- Keine Gesten (Zeigen mit dem Zeigefinger, Winken etc.) mit 12 Monaten
- Keine einzelnen Worte im Alter von 16 Monaten
- Keine spontanen 2-Wort-Sätze im Alter von 24 Monaten
- Verlust sprachlicher oder sozialer Fähigkeiten in jedem Alter

gen werden oftmals noch weitaus später, z.T. erst nach dem 10. Lebensjahr (evtl. sogar niemals), erkannt.

2.10 Welche anderen Untersuchungen sollten durchgeführt werden, wenn eine autistische Symptomatik erkannt worden ist?

Autistische Störungen sind heterogen und bedürfen einer umfassenden Diagnostik. Neben einer eingehenden Erhebung der Entwicklungsgeschichte des Kindes sollten einige molekulargenetische Tests durchgeführt werden, z. B. hinsichtlich des fragilen X- und Rett-Syndroms. Es ist zudem durch eine Prüfung des Hör- und Sehvermögens auszuschließen, dass die Symptomatik nicht durch Ausfälle der Sinnesfunktionen verursacht wurde. Um sich eine genaues Bild vom Zustand des Kindes zu machen, auf dem eine Behandlung aufbauen kann, sollten ferner eine Abklärung der intellektuellen Fähigkeiten, der Begleiterkrankungen (z. B. Epilepsie), der neurologischen Funktionen und Stoffwechseluntersuchungen (z. B. Phenylanalin-Tyrosin) durchgeführt werden, falls diese nicht bereits zu einem früheren Zeitpunkt erfolgt sind.

3 Wie häufig kommen autistische Störungen vor, und wie entwickeln sich die betroffenen Kinder?

3.1 Zur Häufigkeit von autistischen Störungen

Es gibt recht unterschiedliche Schätzungen über die Anzahl der Kinder, die von tiefgreifenden Entwicklungsstörungen betroffen sind. Ältere Erhebungen geben die Häufigkeit weitaus niedriger an als jüngere „epidemiologische" Studien. Während man bis vor einigen Jahren noch davon ausging, dass ca. 2 bis 5/10.000 Kindern an frühkindlichem Autismus leiden, ergaben die neueren, sorgfältigeren Arbeiten, dass eher 15 bis 20/10.000 Menschen betroffen sind. Es handelt sich dabei aber vermutlich nicht um einen tatsächlichen Anstieg, was man annehmen könnte, sondern vielmehr waren die alten Schätzungen ungenau. Bessere diagnostische Methoden und systematischere Untersuchungen sind wahrscheinlich Ursache des Anstiegs. Die Häufigkeit (oder „Prävalenz") des Asperger-Syndroms liegt bei etwa 8/10.000, der sonstigen desintegrativen Störungen und des Rett-Syndroms bei etwa 1/20.000 und der anderen autistischen Störungen zusammen bei 35/10.000 (einschließlich atypischer Autismus). Vom Rett-Syndrom sind – abgesehen von äußerst seltenen Ausnahmen – nur Mädchen betroffen, ansonsten haben weitaus mehr Jungen als Mädchen eine autistische Störung.

3.2 Wie verläuft Autismus über die Lebensspanne?

„Was wird später aus meinem Kind?", ist eine Frage, die sich Eltern immer stellen. Autistische Störungen haben einen chronischen Verlauf, d.h. die Erkrankungen sind nicht ursächlich heilbar. Auch bei sehr positiver Entwicklung mit deutlicher Abmilderung der Probleme beeinflusst die Störung in irgendeiner Weise noch das Leben der Betroffenen. Eltern machen sich immer Sorgen um die Zukunft ihrer Kinder, gleichgültig, ob diese gesund oder krank sind. Für Eltern mit autistischen Kindern stellt sich aber die Frage, wie ihre Kinder zurecht kommen sollen, wenn sie sich als Eltern nicht mehr um es kümmern können oder es erwachsen ist, stets auf ganz existenzielle Art.

Wie sich eine autistische Störung im individuellen Fall genau entwickelt, kann man nicht sagen. Die Prognose ist bei Kindern mit Rett-Syndrom und der sonstigen desintegrativen Störungen insgesamt deutlich schlechter als bei den anderen Störungen. Bei Menschen mit Asperger-Syndrom ist die Prognose dagegen besser. Viel hängt davon ab, ob noch andere Erkrankungen und Schwierigkeiten vorliegen, ob die Verhaltensprobleme früh erkannt und therapiert werden und wie schwer die Personen betroffen sind. Die wichtigsten Faktoren für die Entwicklung sind der Spracherwerb und intellektuelle Fähigkeiten, aber auch durchschnittliche oder überdurchschnittliche Intelligenz und fließende Sprache garantieren keine selbstständige Lebensführung im Erwachsenenalter. Auf der anderen Seiten können durchaus auch etwas schwerer von Autismus betroffene Menschen unter gewissen Bedingungen ein hohes Maß an Selbstständigkeit erreichen. Die allgemeine Lebenserwartung ist bei autistischen Störungen durch unterschiedliche Faktoren (z. B. körperliche Begleiterkrankungen, erhöhte Unfallgefahr) etwas gemindert.

Etwa 10 bis 15% der Menschen mit frühkindlichem Autismus erreichen im Verlauf ihres Lebens eine relativ unabhängige Lebensführung. Alle anderen bedürfen langfristig Hilfestellungen, Therapie, Pflege, Betreuung oder Aufsicht. Die individuelle Entwicklung variiert beim frühkindlichen Autismus erheblich. Zudem verändern sich die charakteristischen Verhaltensauffälligkeiten und Probleme mit steigendem Alter. Im Folgenden wollen wir Ihnen prototypisch darstellen, wie sich frühkindlicher Autismus von Säuglings-, über Vorschul- und Jugend- bis hin ins Erwachsenenalter entwickelt. Im Einzelfall ist jedoch nicht ausgeschlossen, dass sich ein betroffenes Kind völlig anders als hier beschrieben verhält.

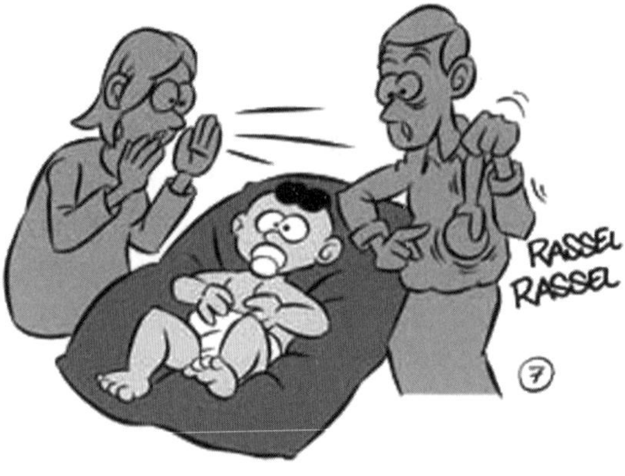

Im *Säuglings- und Kleinkindalter* (0 bis 2 Jahre) äußert sich Autismus durch Schlafprobleme, Schwierigkeiten bei der Nahrungsaufnahme, Mangel an Spiel, Initiative, Imitation (Nachahmung) und früher Sozialisation. Möglicherweise reagiert das Kind ungewöhnlich heftig auf Umweltreize, z. B. Berührungen oder Geräusche, wirkt aber wie gehörlos, wenn es angesprochen wird. Es kann jedoch auch passieren, dass die Kinder zunächst sehr „pflegeleicht" und zufrieden erscheinen. Einige haben bereits Anfallsleiden. Die Sprachentwicklung, inklusive vorsprachlicher Merkmale (Brabbeln, Vokalisieren), ist häufig verzögert oder fehlt. Zudem beginnen viele Kinder nicht entwicklungsgerecht mit dem Laufen.

Während des *Vorschulalters* (2 bis 6 Jahre) entwickelt sich das Vollbild der Erkrankung (siehe Kapitel 2.5). Ferner kommen aggressive Durchbrüche, Hyperaktivität, extremes Beharren auf Gleichförmigkeit und repetitives Spiel hinzu. Die meisten Kinder mit frühkindlichem Autismus beginnen in dieser Phase mit sehr einfacher Kommunikation (z. B. Sprechen einzelner Wörter).

Während des *Schulalters bis zur Jugend* lässt bei vielen Betroffenen die Schwere der Erkrankung nach, so dass ihre Betreuung etwas einfacher wird. Gleichfalls kann in einem gewissen Ausmaß auch die soziale Isolation der Kinder nachlassen, so dass ein begrenzter Kontakt zu Gleichaltrigen möglich wird.

Autismus bleibt nicht auf die Kindheit beschränkt. In der *Adoleszenz* und dem *Erwachsenenalter* erreichen einige Betroffene eine deutliche Verhaltensverbesserung, während etwa genauso viele in ihrer Entwicklung stagnieren oder sich ihr Verhalten wieder verschlechtert. Letzteres kommt bei Mädchen häufiger vor als bei Jungen. Andere Betroffene, die bis zu diesem Zeitpunkt noch keine Epilepsie zeigten, können diese jetzt entwickeln. Menschen mit Autismus und schwerer intellektueller Behinderung zeigen evtl. im Rahmen der sexuellen Reife unangepasstes, enthemmtes Verhalten (z. B. öffentliche Masturbation). Einige Personen mit guten intellektuellen Fähigkeiten suchen im Jugend- und Erwachsenenalter ggf. nach Sozialkontakten, verhalten sich dabei aber meist ungeschickt oder aufdringlich und sind daher leider selten erfolgreich. Unter Umständen beginnen sie Freundschaften mit Kindern, weil dies einfacher zu sein scheint, ohne sich bewusst zu sein, dass dies gegen soziale Konventionen verstößt. Es kommt vielfach bei High-Functioning Autismus und Asperger-Syndrom vor, dass sich die Betroffenen vermehrt im Erwachsenenalter ihrer Andersartigkeit bewusst werden, darunter leiden und schließlich auf Grund dessen depressiv werden.

4 Wie werden autistische Störungen verursacht?

4.1 Genetische Einflüsse

Allen autistischen Störungen ist gemein, dass sie biologische Ursachen haben. Vor allem genetische Faktoren spielen vermutlich eine bedeutsame Rolle. Das Erziehungsverhalten der Eltern oder Erziehungsversagen sind nicht die Ursache der Verhaltensprobleme der Kinder (siehe auch Kasten 3). Auf Grund von Untersuchungen mit betroffenen Zwillingen und Familien mit autistischen Kindern weiß man, dass Umweltfaktoren nur einen geringen Einfluss auf die Entstehung der Erkrankung haben. In den meisten Fällen von frühkindlichem Autismus ist wahrscheinlich ein komplexes Zusammenspiel verschiedener Gene für die Störung verantwortlich. In denjenigen Fällen, in denen infantiler Autismus durch andere schwerwiegende Krankheiten (z. B. fragiles X-Syndrom, tuberöse Hirnsklerose) begleitet wird, kann man aber nicht ausschließen, dass diese das autistische Verhalten verursacht haben. Obwohl verschiedene Hinweise vorliegen, dass die meisten Fälle von Autismus genetische Ursachen aufweisen, hat man bisher noch nicht entschlüsselt, welche Gene und Prozesse zu autistischem Verhalten führen. Es ist anzunehmen, dass noch andere organische Vorgänge (z. B. Infektionen, Immunologie) an der Entstehung des frühkindlichen Autismus mitwirken können.

Die Ursachen des frühkindlichen Autismus, des Asperger-Syndroms und des atypischen Autismus sind vermutlich von ähnlicher Natur, während das Rett-Syndrom eine andere genetische Basis hat. Beim Rett-Syndrom ist die Ursachenforschung auch deutlich weiter als bei den anderen autistischen Störungen. Auf dem X-Chromosom konnten viele Mutationen bei einem Gen (genannt MECP2) gefunden werden, deren Auftreten einen engen Zusammenhang mit dem Rett-Syndrom aufweist. Die sonstigen desintegrativen Störungen können auf bekannten neurologischen Erkrankungen basieren; meist ist aber die Ursache unbekannt.

Kasten 3:
Eltern trifft keine Schuld

Hartnäckig hält sich mancherorts immer noch die Meinung, das Verhalten der Eltern dem Kind gegenüber sei die Ursache für die Entstehung vieler autistischer Störungen. Demnach handele es sich bei den Müttern typischerweise um emotional kalte und bei den Vätern um abstrakt und nur rational denkende Wesen. Diese Auffassung ist gänzlich ungerechtfertigt. Abgesehen davon, dass es überzeugende Befunde gibt, die eine biologische Fundierung der Syndrome nahe legen, haben Eltern autistischer Kindern auch völlig unauffällige Nachkommen. Es gibt ferner keinerlei bedeutsamen Zusammenhang zwischen Elternmerkmalen und autistischem Verhalten, und darüber hinaus unterscheiden sich Eltern von Kindern mit Autismus in Bezug auf das Erziehungsverhalten nicht grundlegend von Eltern anderer Kinder. Nicht zuletzt zeigen nur wenige extrem vernachlässigte Kinder autistisches Verhalten und können in einem normalen Milieu ihr Verhalten allmählich normalisieren.

Dass das Elternverhalten nicht an der Entstehung des autistischen Verhaltens beteiligt ist, bedeutet jedoch nicht, das ein konsequenter aber verständnisvoller Umgang mit dem Kind für seine weitere Entwicklung unwichtig wäre. Im Gegenteil kann eine sorgfältige Förderung durch die Eltern einen sehr positiven Effekt auf das Verhalten des Betroffenen haben.

4.2 Neurobiologische Ergebnisse

Es ist höchstwahrscheinlich, dass bei autistischen Menschen strukturelle und funktionelle Störungen des zentralen Nervensystems vorliegen, die eine Folge der genetischen und anderen vorgeordneten organischen Prozesse darstellen. In der Tat hat die Forschung ergeben, dass die meisten Betroffenen eine neurologische Auffälligkeit zeigen, z. B. Unregelmäßigkeiten der elektrischen Hirnströme sowie der Fein- und Grobmotorik. Darüber hinaus weisen Ergebnisse aus neuroradiologischen Studien darauf hin, dass es verschiedene Abweichungen in der Architektur und den Prozessen des Gehirns bei Menschen mit Autismus gibt. Ein „autistisches Gehirn“ gibt es aber nicht. Insgesamt sind die Befunde noch ebenso uneinheitlich und unschlüssig, wie diejenigen zur Genetik. Vom neurologischen Standpunkt aus sind die wichtigsten und sichersten Ergebnisse zum frühkindlichem Autismus, dass überzufällig viele Patienten an Epilepsie leiden, eine auffällig hohe Konzentration des Neurotransmitters (Botenstoff zwischen bestimmten Nervenzellen) Serotonin oder einen etwas größeren Kopfumfang (vor allem im Kindesalter) aufweisen.

4.3 Psychologische Theorien des Autismus

Die genetisch und anderweitig verursachten neurologischen Fehlfunktionen führen schließlich zu psychologischen Störungen, die dann das abweichende Verhalten mit sich bringen. Man vermutet heute, dass vor allem drei fehlgeleitete psychologische Abläufe die Entwicklung des autistischen Verhaltens begünstigen, nämlich gestörte „Theory of Mind", beeinträchtigte „Exekutivfunktionen" und eine sogenannte „schwache zentrale Kohärenz". Was bedeuten diese Begriffe?

Unter dem Konzept *Theory of Mind* werden psychologische Funktionen zusammengefasst, die es einer Person ermöglichen, die eigenen Vorstellungen, Gefühle, Gedanken, Überzeugungen, Emotionen und Absichten und vor allem die anderer Menschen zu verstehen, zu deuten, zu kommunizieren oder vorherzusagen. Einem autistischen Menschen fällt es z. B. schwer, anhand des Verhaltens, der Mimik und Gestik sowie des Tonfalls einzuschätzen, ob ein Gegenüber gut gelaunt, verärgert oder gelangweilt ist. Es fällt ihm auch schwer, sich in ihn hineinzudenken.

Exekutivfunktionen sind psychologische Fähigkeiten, die einen Menschen dazu befähigen, sein Handeln schrittweise, logisch und vorausschauend zu planen, danach konsequent umzusetzen und im Verlauf des Handelns auch veränderte Umstände zu berücksichtigen. Menschen mit Autismus haben offenbar Probleme, ihr Handeln systematisch zu steuern, auch wenn sie intellektuell gut begabt sind. So kann es sein, dass Kinder mit Autismus Schwierigkeiten haben, das Ankleiden zu lernen, weil sie keinen Handlungsplan entwickeln können, der Sie befähigt, z. B. erst die Unterhose und dann die Socken bzw. die Hose vor den Schuhen anzuziehen.

Die Wahrnehmung und das Denken von Menschen sind normalerweise stark durch die Tendenz geprägt, die Umwelt als Ganzes zu verstehen und die in ihr enthaltenen einzelnen Reize und Eindrücke im Zusammenhang mit den anderen Reizen zu interpretieren. Dieses Form der Verarbeitung von Umweltinformationen wird in der Fachsprache als *„zentral kohärent“* bezeichnet. Menschen mit Autismus verarbeiten Informationen aus der Umwelt vermutlich anders, nämlich bevorzugt einzelheitlich und nicht aus dem Gesamtzusammenhang heraus, d.h. sie sehen eher die einzelnen Details, als das vollständige Bild. Erwachsene Menschen mit frühkindlichem Autismus und guten intellektuellen Fähigkeiten sind daher u.U. sehr gut in der Lage, Tipp- und Rechtschreibfehler in einem Text zu finden, aber weniger gut befähigt, den Textinhalt zu verstehen.

5 Was bedeutet es, ein autistisches Kind zu haben, und wie kann man angemessen mit ihm umgehen?

Der Alltag mit autistischen Kindern kann sehr schwierig sein und viel Kraft sowie Zeit beanspruchen. Angesichts der Tatsache, dass noch keine der autistischen Störungen heilbar ist und die Probleme von Kind zu Kind variieren, kann man kein allgemeingültiges Rezept zur Verfügung stellen, wie betroffene Menschen am besten zu unterstützen und therapieren sind. Einige Kinder können mit ambulanter Hilfe gut in die Familie integriert werden, Regelkindergärten und -schulen besuchen, evtl. eine Berufsausbildung absolvieren und relativ selbstständig leben. Auf der anderen Seite gibt es Kinder, die so schwer auffällig und krank sind, dass die Familie die damit verbundenen Belastungen kaum tragen kann und die Kinder irgendwann langfristig in Heimen betreut werden müssen.

Spezielle Einrichtungen für Menschen mit Autismus sind rar. Auch die Zahl der auf Autismus spezialisierten Fachleute und Therapeuten ist begrenzt. Eine gute Versorgung ist ebenso wie eine zuverlässige Diagnostik der betroffenen Kinder in Deutschland und in vielen anderen Ländern nicht flächendeckend gewährleistet. Sie Suche nach passenden Therapien, Therapeuten, Betreuern, Hilfen und Helfern ist für die Eltern meist aufwändig und anstrengend.

Für die ganze Familie muss es darum gehen, trotz der außergewöhnlichen Situation ein möglichst normales und geregeltes Leben führen zu können. Es sollte nicht versucht werden, das Kind um jeden Preis im Hause der Familie zu halten. Viele Modelle sind möglich, wie man mit dem Kind zusammenleben kann. Es zeigt sich aber oft, dass es der Familie und auch dem Kind besser geht, wenn es nicht immer zu Hause ist.

5.1 Das autistische Kind und seine Familie

Familienleben

Autistische Störungen sind schwere Erkrankungen, die früh beginnen, überdauern und daher das gesamte Familienleben massiv beeinflussen. Die Erkrankung des Kindes kann daher eine große emotionale und praktische Belastung für die Eltern und Geschwister darstellen. Gleichzeitig ist die Stärke und das Engagement der Angehörigen für die Förderung und Entwicklung des betroffenen Kindes von zentraler Bedeutung.

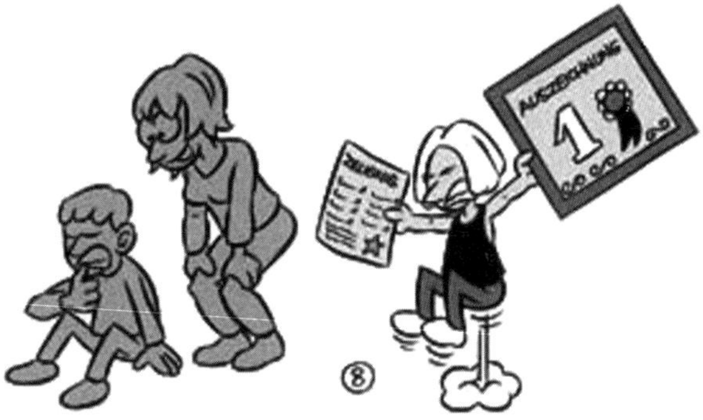

Eltern und Geschwister müssen lernen, mit vielen Problemen und Erfahrungen umzugehen. Oft werden durch die Störung des Kindes Pläne durchkreuzt, Erwartungen und Hoffnungen enttäuscht. Es kann zu Selbstvorwürfen und Zerwürfnissen in der Familie und mangelndem Verständnis seitens der Umwelt kommen. Es besteht die Gefahr, dass sich die Familie isoliert oder isoliert wird. In Spannungs- und Überforderungssituationen können ambivalente Gefühle gegenüber dem Kind entstehen. Ein autistisches Kind kann nur selten eine Beziehung zu den Eltern in der Art aufbauen, wie sie es sich wünschen. Es ist das Wesen des Autismus, dass das betroffene Kind nicht befähigt ist, anderen Menschen genügend Aufmerksamkeit und Interesse zu schenken und sich mit ihnen auszutauschen. Geschwister von Kindern mit Autismus können erleben, dass sie zurückstehen müssen, weil die Alltagsorganisation der Familie vom Verhalten und den Bedürfnissen des betroffenen Kindes bestimmt wird.

Bei der Gestaltung des Zusammenlebens mit einem autistischen Kind muss sich die Familie darauf einstellen, ihre Wohnsituation (z. B. Verfügbarkeit von Einrichtungen, Therapeuten, Hilfen in der Nähe, Gestaltung der Wohnung) und finanzielle Situation (steigende häusliche Aufgaben, Ausgaben für die Therapie und Betreuung des Kindes, Beantragen staatlicher Hilfen) zu berücksichtigen.

Einholen von Informationen

Es kann u.U. sehr lange dauern, bis eine autistische Störung richtig erkannt wird. Wie wir bereits festgestellt haben, sind nicht alle Ärzte und Psychologen gut mit der Erkrankung vertraut (siehe 2.6). Leider müssen viele Eltern noch immer die Erfahrung machen, nicht, zu spät, falsch oder widersprüchlich über Autismus und andere autistische Entwicklungsstörungen informiert zu werden. Der Experte, der den Eltern die Diagnose mitteilt, muss aber in der Lage sein, weitere Informationen zur Störung zu geben oder an kompetente Kollegen zu verweisen. Kinder- und jugendpsychiatrische Einrichtungen, niedergelassene Kinder- und Jugendpsychiater und Autismusinstitute und -ambulanzen sind in jedem Fall in der Lage, weiterzuhelfen.

Vor allem der Bundesverband „Hilfe für das autistische Kind" (und seine Regionalverbände), eine Selbsthilfeorganisation von Eltern, stellt hilfreiche Informationen und Hilfen zur Verfügung (siehe Anhang, S. 63). Ferner kann einschlägige Fachliteratur konsultiert werden (siehe S. 62). Auch im Internet gibt es teilweise wertvolle Informationen. Daneben existieren aber auch eine Fülle äußerst fragwürdiger Quellen und Darstellungen, die nicht ungeprüft als Tatsachen oder wissenschaftlich verstanden werden dürfen.

Die Diagnose einer tiefgreifenden Entwicklungsstörung berechtigt, Hilfen des Staates zur Förderung, Versorgung und Betreuung des Kindes in Anspruch zu nehmen. Die zuständigen Jugendhilfeeinrichtungen der Gemeinden und das Sozialamt geben darüber Auskunft. Eltern sollten ggf. den behandelnden Arzt, Psychologen oder Therapeuten fragen, ob diese sie bei den Behördenangelegenheiten unterstützen können.

Zum Verhältnis von Eltern und Fachleuten

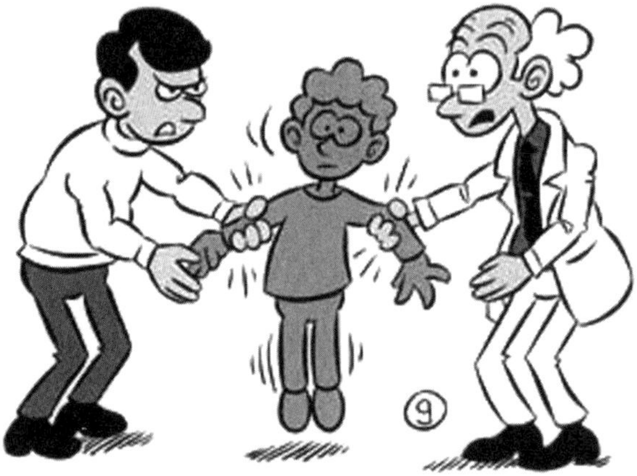

Das Verhältnis zwischen Experten und Eltern ist nicht immer durch gegenseitiges Vertrauen und Verständnis gekennzeichnet. Zudem sind Eltern und Fachleute nicht immer einer Meinung, wenn es um die Behandlung und das Wohl des Kindes geht. Die Vorbehalte auf beiden Seiten sind ggf. verständlich, wenngleich nicht sonderlich hilfreich. Eltern können schlechte Erfahrungen mit Kollegen gemacht haben, sind belastet, verständlicherweise ungeduldig, enttäuscht, dass kein Heilungserfolg in kurzer Zeit erreicht wird, und haben evtl. andere Ideen und Vorstellungen von Therapie, d.h. erleben die Schulmedizin als unflexibel, stur oder arrogant. Fachleute fühlen sich u.U. zu unrecht angegriffen, weil man ihnen einen Mangel an Einfühlungsvermögen oder Kompetenz unterstellt, bzw. argwöhnt, sie wollten dem betroffenen Kind Hilfen vorenthalten.

Eltern haben ein Recht darauf, dass ihr Kind die bestmögliche Diagnostik und Therapie erfährt, informiert zu werden, kritische Fragen zu stellen und zu erwarten, dass ein Arzt oder Psychologe seine Kompetenzen richtig einschätzen kann. Zudem können sie verschiedene Meinungen einholen und sich an andere Stellen wenden, wenn sie nicht zufrieden sind oder die Arbeit eines konsultierten Fachmanns anzweifeln. Nicht zuletzt sollten natürlich letztlich die Eltern die Entscheidungen für das Kind treffen. Es macht aber wenig Sinn, unbegründet oder prinzipiell wissenschaftliche Ergebnisse in Frage zu stellen, zu glauben, Ärzte und Psychologen wollten dem Kind nicht helfen oder es den Eltern schlecht machen, oder seien gar am eigentlichen Zustand des Kindes Schuld. Eine solche Situation sollte man im Sinne des Kindes nicht entstehen lassen. Einen gewissen Vertrauensvorschuss müssen Eltern immer leisten, wenn andere helfen sollen. Ein erfahrener Kollege wird aber die Bedeutung der Situation erkennen und entsprechend handeln. Er wird dies in der Regel jedoch sachlich und distanziert tun, was nicht als Gleichgültigkeit gedeutet werden sollte.

Hoffnungen und realistische Ziele

Wenn man selbst oder nahe stehende Menschen erkranken, hegt man immer die Hoffung einer vollständigen Genesung. Viele schwere Krankheiten sind aber noch nicht heilbar, sondern lediglich abzumildern. Eine solche Tatsache ist schwer zu verstehen und zu akzeptieren, vor allem, wenn es sich um Kinder handelt, die noch ihr ganzes Leben vor sich haben. Bei der entstehenden enormen Fassungs- und Hilflosigkeit ist es eine normale Reaktion, trotz allem nichts unversucht zu lassen, was eine Heilung verspricht. Autismus und auch alle anderen tiefgreifenden Entwicklungsstörungen können bis heute leider nicht ursächlich geheilt werden. Bei guten individuellen Voraussetzungen, dem frühen Erkennen der Störung und effektiven Therapien können aber gute Remissionen erzielt werden. Alternative Therapien, die eine Heilung versprechen, schaden dem Kind gewöhnlich nicht, können aber ihre hochgesteckten Ziele nie, auch nicht annähernd, erreichen.

Versuchen Sie als betroffene Eltern, die Erkrankung des Kindes als Realität anzunehmen. Bestreiten oder ignorieren Sie diese nicht. Versuchen Sie zu lernen, mit der Situation umzugehen. Um nicht wiederholt enttäuscht zu werden und um möglichst viel für das Kind zu erreichen, sind nüchterne Therapieziele notwendig. Werden immer kleine Ziele gesetzt, können diese besser und schneller Realität werden. Als Maßstab für eine Verhaltensverbesserung muss der vorhergehende Krankheitszustand herangezogen werden, nicht völlige Gesundheit. Nur so können Fortschritte erlebt werden.

Dies gilt auch für Kindergarten, Schule und Ausbildung. Die Beschulung und Beschäftigung von Menschen mit autistischen Störungen ist ein äußerst wichtiger Bestandteil der Integration der Betroffenen. Verlangen Sie nicht zuviel von Ihrem Kind. Bestehen Sie nicht zwingend auf dem Besuch eines Regelkindergartens, einer Regelschule und des Gymnasiums, wenn Ihr Kind es nicht leisten kann oder es dort nicht zurechtkommt. Unter Umständen ergeht es Ihrem Kind in anderen Schulformen und Einrichtungen viel besser und es lernt mehr.

Eltern als Patienten?

Die Belastungen und Probleme, die mit der Erkrankung eines Kindes einhergehen können, führen bei einigen Eltern dazu, dass sie selbst psychische Probleme bekommen, vor allem depressive Verstimmungen. Angesichts der Situation sind Gefühle der Niedergeschlagenheit und Hoffnungslosigkeit in einem gewissen Ausmaß normal. Werden diese Stimmungen aber schwerwiegend, gewinnen sie überhand und behindern sie die Alltagsbewältigung, sollte man sich keinesfalls scheuen, einen Psychotherapeuten zu konsultieren. Ihre Krankenkasse kann Ihnen Psychotherapeuten in Ihrer Nähe empfehlen.

Auch das Zusammenspiel der Familienmitglieder kann beeinträchtigt werden. Es ist möglich, dass sich die Ehepartner gegenseitig Vorwürfe wegen der entstandenen Situation machen und voneinander entfremden oder ein Geschwister die Eltern beschuldigt, versagt zu haben und sich als Kind nicht genügend beachtet sieht. Auch bei krisenhaften Zuspitzungen dieser Art sollte man daher nicht zögern Paar- oder Familientherapeuten aufzusuchen.

Eltern als Therapeuten?

Niemand wird soviel Liebe, Zeit und Energie in ein betroffenes Kind investieren können wie die Eltern. Daher besitzen die Eltern ein großes Potenzial, an der Förderung des Kindes mitzuwirken. Viele Eltern haben ein gutes Gespür, was für ihre Kinder gut ist. Kinder mit Autismus zeigen jedoch ein Verhalten, das schwer durchschaubar ist. Zudem teilen sich die Kinder kaum mit. Es ist daher sehr sinnvoll, wenn sich die Eltern durch Therapeuten beraten und trainieren lassen. Eltern können hierbei lernen, das Verhalten des Kindes sicherer zu deuten und Techniken zu lernen, die sie im Alltag zur Förderung des Kindes nutzen können. Eltern sollten aber nicht das Gefühl haben, permanent als Therapeuten zu agieren, sondern versuchen, die Hinweise in ihrem Erziehungsstil zu realisieren.

Einige Merkmale sind im Umgang und bei der Förderung eines autistischen Kindes zentral. Dazu zählt, dass man jedes soziale und kommunikative Verhalten des Kindes (z. B. Sprechen, Blickkontakt, Gestik, Mimik, Zuwendung etc.) belohnt. Belohnen Sie es nie für gestörtes Verhalten, z. B. indem Sie versuchen, seine Stereotypien durch das Anbieten von Süßigkeiten zu beenden. Bestrafen Sie das Kind nicht für gestörtes Verhalten (z. B. Rituale, repetitives Spiel, Selbstverletzungen etc.), aber versuchen Sie, solche Symptome zu unterbinden oder zu unterbrechen. Finden Sie heraus, wann Ihr Kind solches Verhalten zeigt und was es damit zum Ausdruck bringen will. Versuchen Sie, die Konsequenzen des Unterbrechens auszuhalten und das Kind für eine angemessenere Aktivität zu gewinnen. Versuchen Sie, die Selbstständigkeit des Kindes zu fördern (alleine Anziehen, Waschen, auf Toilette gehen; später alleine in die Schule gehen, Einkaufen, alleine zu Hause bleiben können etc.), damit es sich an tägliche Anforderungen gewöhnen kann und Sie selbst mehr Freiräume bekommen. Dazu gehört viel Mut, Geduld und Selbstdisziplin. Aus Fürsorge und Angst kann man dazu neigen, alles Erdenkliche für das Kind zu tun, u.U. auch die Dinge, die es selbst bewältigen könnte. Versuchen Sie, dem Kind auch die Möglichkeit zu geben, Aufgaben selbst zu erledigen, um seine Entwicklung nicht zu hemmen, bzw. seine Unselbstständigkeit zu fördern.

Geben Sie dem Kind eine klare zeitliche und örtliche Struktur in seinem Alltag vor, damit es weiß, was es erwartet. Wann immer Sie mit ihm Kontakt aufnehmen, versichern Sie sich, dass Sie seine Aufmerksamkeit haben. Erklären Sie dem Kind alles in kurzen Sätzen, langsam, deutlich, sprechen Sie so viele Sinne an wie möglich, und wiederholen Sie ggf. Ihr Tun. Wie Therapeuten im Einzelnen mit autistischen Kindern arbeiten, ist weiter unten zu lesen.

Was tun, wenn man mal nicht mehr weiter weiß?

Im Zusammenleben mit – vor allem sehr schwer betroffenen, geistig behinderten – autistischen Menschen, können plötzlich Situationen entstehen, die nicht mehr beherrscht werden können, z. B. weil Selbstverletzungen, soziale Enthemmung oder Disziplinlosigkeit überhand nehmen. In diesen Fällen sollte nicht gezögert werden, einen Kinder- und Jugendpsychiater oder später Erwachsenenpsychiater aufzusuchen. Zur vorübergehenden Entspannung der Situation können z. B. gegen Selbst- und Fremdverletzung auch Medikamente eingesetzt werden. Meist gibt es für die Verschärfung des Verhaltenes eine Ursache, z. B. Schmerzzustände, die so kommuniziert werden. Bei Unruhezuständen, die nicht anders deutbar sind, sollte daher an diese Möglichkeit gedacht und ggf. unter ärztlicher Aufsicht ein Schmerzmittel gegeben werden, bis ein möglicher Krankheitsherd identifiziert ist. Ebenfalls kann bei anhaltenden Schlafstörungen, die zu einer deutlichen Verschlechterung des Allgemeinzustands führen, eine befristete schlaffördernde Medikation erwogen werden. In Fällen, in denen Krisen nicht durch eine begrenzte pharmakologische Intervention abgemildert werden können, kann der Betroffene zumindest für einige Tage stationär aufgenommen werden, um die Situation zu beruhigen und Folgemaßnahmen zu planen.

Eltern helfen sich selbst

Vor über 30 Jahren wurde durch Eltern betroffener Kinder der *„Bundesverband Hilfe für das autistische Kind"* gegründet. Der Verband und seine Regionalverbände haben die Förderung effektiver Therapien und hilfreicher Maßnahmen für Kinder, Jugendliche und Erwachsene mit Autismus, Öffentlichkeitsarbeit, die Durchführung von Veranstaltungen und Fortbildungen, Publikation von Informationsmaterial und den Zusammenschluss von Eltern und Förderern zum Ziel. Derzeit besitzt der Verein etwa 4.000 Mitglieder in 40 Regionalverbänden, die vor Ort Therapiezentren, Schulen und Wohnheime aufgebaut haben.

Was können Sie tun?

1. **Klären Sie das Verhalten Ihres Kindes ab!** Gehen Sie bei schweren Störungen der Entwicklung, überdauernd abweichendem Verhalten und vor allem beim Verlust von Fähigkeiten zur Abklärung des Geschehens zu Spezialisten (Kinder- und Jugendpsychiater, Kinderarzt, Kinder- und Jugendlichenpsychotherapeut). Versuchen Sie nicht, einen solchen Zustand zu verharmlosen („Geht schon wieder vorbei", „Mein Kind ist völlig in Ordnung"). Machen Sie sich aber andererseits keine unnötigen Sorgen um Ihr Kind und sehen Sie nicht überall Symptome. Nur wenige Kinder haben frühkindlichen Autismus oder eine andere autistische Störung.

2. **Akzeptieren Sie die Erkrankung Ihres Kindes!** Ist eine Diagnose abgesichert (holen Sie ruhig mehrere Meinungen ein), versuchen Sie nicht, mit dem Schicksal zu hadern, sondern die Störung Ihres Kindes zu akzeptieren und zu verstehen. Autistische Störungen sind derzeit noch nicht vollständig heilbar, d.h. der Zustand bleibt in seiner Grundstruktur langfristig bestehen. Mit passenden Therapien kann aber für das Kind ggf. sehr viel erreicht werden. Setzen Sie Ihre Energien dafür ein, und versuchen Sie, die Bewältigung der Krankheit Ihres Kindes als eine Aufgabe zu sehen.

3. **Informieren Sie sich!** Sprechen Sie mit qualifizierten Ärzten und Psychologen über das Störungsbild und lassen Sie sich alle Fragen beantworten. Reden Sie auch mit anderen betroffenen Eltern und tauschen Sie Erfahrungen aus. Besorgen Sie Selbsthilfe- und Fachliteratur, und verschaffen sich damit einen Überblick über die Erkrankung. Gehen Sie zu Ihrer Krankenkasse, zur Jugendhilfe und zum Sozialamt, und lassen Sie sich über Beihilfen aufklären.

4. **Informieren Sie andere!** Man sieht vielen Kindern mit Autismus ihre Erkrankung nicht an. Wenn sie dann schwieriges Verhalten zeigen, stößt dies oft auf Unverständnis, Ablehnung, Irritation oder Zorn, weil Mitmenschen die Zusammenhänge nicht verstehen und die Situation für Sie und Ihr Kind negativ auslegen. Teilen Sie allen Menschen, die mit Ihrem Kind in Kontakt kommen, die Krankheit Ihres Kindes mit und klären Sie sie ggf. eingehender auf (vor allem Erzieher und Lehrer). Reagieren Sie in der Öffentlichkeit bei Problemen freundlich und bestimmt z. B. mit „Mein Kind leidet an Autismus; Hilfe und Verständnis sind angebrachter als Spott oder Schelte".

5. **Organisieren Sie Hilfen, Therapie und Unterbringung!** Finden Sie in Ihrer Umgebung Ärzte, Psychologen, Therapeuten, Institute und Einrichtungen, die mit autistischen Störungen Erfahrung haben und melden Ihr Kind frühzeitig zur Behandlung an. Suchen Sie auch nach Kindergärten und Schulen, die Konzepte für die Ausbildung und Betreuung von Menschen mit Autismus entwickeln. Fragen Sie nach Wartezeiten. Stellen Sie Anträge bei staatlichen Stellen für die Kostenübernahme.

6. **Fördern Sie Ihr Kind selbst!** Lassen Sie sich von einem erfahrenen Therapeuten hinsichtlich der Förderung von autistischen Kindern beraten und trainieren und nutzen Sie so selbst die Möglichkeit, Ihrem Kind aktiv zu helfen.

7. **Hemmen Sie nicht die Entwicklung Ihres Kindes!** Versuchen Sie, Ihrem Kind auch mal etwas zuzutrauen und ihm Freiräume zu geben, Dinge selbstständig zu tun. Auch wenn Ihr Kind nur sehr langsam lernt, vieles nicht zu verstehen scheint und Sie Bedenken haben, es könnte etwas passieren, falls Sie nicht alles für es erledigen und es ständig beaufsichtigen, haben Sie Geduld und versuchen Sie, Ihr Kind nicht über alle Maßen zu behüten.

8. **Prüfen Sie Ihre Wohnsituation!** Wenn Sie Ihr Kind im Wesentlichen zu Hause betreuen möchten, vergewissern Sie sich, dass Sie die Voraussetzungen dafür haben. Kann sich Ihr Kind in der Wohnung zurechtfinden? Sind Gefahrenquellen beseitigt? Sind die Nachbarn informiert? Sind in der Nähe Therapeuten und Einrichtungen verfügbar?

9. **Stellen Sie sich auf familiäre Probleme ein!** Seien Sie darauf vorbereitet, dass die Erziehung und Betreuung eines autistischen Kindes mit großen Schwierigkeiten verbunden sein kann, die auch zu Konflikten in der Ehe und Familie führen können. Geben Sie weder dem Kind noch sich selbst oder jemand anderem Schuld dafür, sondern der Situation und versuchen Sie, die Probleme zu lösen und damit umzugehen, auch wenn dies zunächst aussichtslos erscheint.

10. **Kümmern Sie sich auch um sich selbst!** Versuchen Sie, trotz der schwierigen Situation auch weiterhin Ihr eigenes Leben und ein

normales Familienleben zu führen. Geben Sie für Ihr Kind nicht alles auf. Das Kind braucht Sie langfristig, und Sie müssen sich Phasen der Erholung und Entspannung gönnen, um für Ihr Kind da sein zu können. Verbieten Sie sich nicht, auch mal Nein zu sagen und „egoistisch“ zu sein. Versuchen Sie, auch zwischendurch weiterhin Hobbies zu pflegen und Freunde zu treffen.

11. **Bleiben Sie auf dem Boden!** Natürlich werden Sie nichts unversucht lassen, Ihrem Kind zu helfen. Wenn Sie aber alternative Heilverfahren bei Ihrem Kind probieren, beachten Sie, dass diese Ihrem Kind auch schaden können, oft eine starke finanzielle und zeitliche Belastung darstellen und Sie sich Hoffnungen machen, die höchstwahrscheinlich enttäuscht werden. Es ist besser, Sie setzen sich überschaubare, realistische Ziele mit bewährten Therapien. Erwarten Sie keine Wunder, sondern tun Sie das Machbare.

12. **Lassen Sie sich in Notsituationen helfen!** Wenn es Ihnen oder Ihrem Kind einmal so schlecht gehen sollte, dass Sie partout nicht mehr weiter wissen, dann suchen Sie Hilfe auf. Gehen Sie bei krisenhaften Zuspitzungen des Verhaltens Ihres Kindes zum Kinder- und Jugendpsychiater für eine kurzfristige Intervention und suchen Sie selbst (als Einzelperson, als Paar oder Familie) bei psychischen Problemen rechtzeitig professionelle Hilfe auf.

5.2 Kindergarten, Schule, Ausbildung, Beruf und Beschäftigung

Kindergarten

Autistische Kinder sollten, wie gesunde Kinder auch, möglichst ab dem dritten Lebensjahr einen Kindergartenplatz zur Verfügung haben. Die meisten Kinder profitieren von einer solchen Betreuung, die kontinuierlich an einem Ort stattfindet, deutlich mehr, als von individuellen, z. B. einmal wöchentlich stattfindenden psychologischen Behandlungen. Je nach Ausprägung ihrer Symptomatik und Behinderung kann dies in einem Regelkindergarten, einem Integrationskindergarten oder einer heilpädagogischen Kindertagesstätte erfolgen. Da leicht und nicht intellektuell behinderte autistische Kinder von einer „normalen Umgebung“ profitieren können, ist es wünschenswert, solche Kinder in einem *Regelkindergarten* anzumelden. Wir raten von offenen Konzepten oder Gruppen ab, sondern empfehlen kleine geschlossene, d.h. gleichbleibende Gruppen. Sie werden dort zunächst vermutlich Schwierigkeiten haben, sich in die Gruppe zu integrieren, eher Einzelbeschäftigungen vorziehen oder sich in einer Ecke aufhalten. Durch eine gezielte Beratung der Erzieher gelingt es aber häufig, das autistische Kind schrittweise zu vermehrtem kommunikativen Verhalten zu bewegen und Sozialkontakte mit anderen Kindern aufzubauen. Es ist wichtig, dass der Kindergarten über das Krankheitsbild informiert wird und Erzieher ggf. gelegentlich an den Beratungsgesprächen der Eltern mit dem behandelnden Arzt, Psychologen oder Therapeuten teilnehmen.

In einen *Integrationskindergarten* können auch stärker eingeschränkte autistische Kinder aufgenommen werden. Die Defizite des Kindes, z. B. in der Sprache, Wahrnehmung, Grob- und Feinmotorik, können gezielt gefördert werden, wobei aber auch hier der Kontaktaufbau und die Interaktion mit den anderen Kindern im Vordergrund stehen sollte. Schwer behinderte autistische Kinder sollten in einer *heilpädagogischen Tagesstätte* oder einer Einrichtung der *Lebenshilfe* betreut werden, wo es häufig intensive und umfassende Möglichkeiten zur Förderung des Kindes einschließlich Logopädie und Krankengymnastik gibt. Wenn ein Kind so stark beeinträchtigt ist, dass sich keine Institution in der Lage sieht, es zu betreuen, muss mit Unterstützung des Jugendamtes zumindest eine stundenweise, aber regelmäßige, Förderung durch die Lebenshilfe etabliert werden. Diese kann entweder im häuslichen Milieu oder in den Räumen der Lebenshilfe erfolgen.

Schule

Auch bei der Frage nach geeigneter Beschulung muss eine Entscheidung auf der Basis der intellektuellen Begabung und Sprachfähigkeiten des Kindes sowie Schwere der Erkrankung erfolgen. Die Bezeichnungen für die jeweilige Schulform und die Beschulungsmöglichkeiten variieren in

Deutschland von Bundesland zu Bundesland. Wie für den Besuch des Kindesgartens gilt, dass durchschnittlich bis gut begabte autistische Kinder natürlich auch die Chance haben sollten, eine *Regelschule (Hauptschule* bis *Gymnasium)* zu besuchen. Schulen, die über Integrationsklassen verfügen, sind hier besonders geeignet. Allerdings ist diese Option selten gegeben. Auch in der Schule kommt es darauf an, dass Schulleitung und Lehrer über das vorliegende Krankheitsbild aufgeklärt werden und eine Beratung erfolgt, wie mit den individuellen Schwierigkeiten des Schülers umgegangen werden kann. In einigen Fällen kann eine medikamentöse Unterstützung für den Verbleib des Kindes in der Schule hilfreich sein (siehe Kapitel 6.5). Die Aufnahme autistischer Kinder in Schulen für verhaltens- oder erziehungsschwierige Kinder ist meist nicht zielführend, da das Schülerklientel dort überwiegend aus Kindern mit dissozialen Verhaltensstörungen besteht, die wenig Verständnis für die autistischen Kinder aufbringen, so dass sie dort oftmals Hänseleien und Spott ausgesetzt sind.

Bei geistig behinderten autistischen Kindern bieten sich *Schulen für praktisch Bildbare* an. Allerdings können die speziellen Verhaltensweisen autistischer Kinder auch dort Probleme mit sich bringen. Es ist möglich, dass zusätzliche pädagogische Unterstützung notwendig wird, um das autistische Kind auch in kleine Gruppen zu integrieren. Kindern mit Autismus steht ein Integrationshelfer zu, eine Maßnahme, die durch die *Jugendhilfe* der Gemeinden finanziert wird und dort beantragt werden kann. Weniger stark beeinträchtigte autistische Kinder können auch in *Lernhilfe-* oder anderen *Sonderschulen* wie *Sprachheilschulen, Schulen für Seh- und Hörgeschädigte* oder *körperbehinderte Kinder* unterrichtet werden. *Waldorfschulen* für behinderte Kinder bieten manchmal geeignete Konzepte zur Betreuung autistischer Schüler. Schulen diesen Typs finden sich aber nicht flächendeckend, sondern vor allem in Ballungsräumen.

Ausbildung, Beruf und Beschäftigung

Einer Arbeit nachzugehen, ist für die weitere Integrations- und Selbstständigkeitsentwicklung sowie die Lebensqualität und das Selbstwertgefühl autistischer Menschen sehr bedeutsam. Einige Menschen mit Autismus können das Gymnasium und sogar ein Studium absolvieren und verfügen dann oft über ein enormes Fachwissen. Trotzdem scheitern viele beim Einstieg in den Beruf, weil sie bestimmte Regeln des Zusammenlebens und -arbeitens von Menschen nicht beherrschen und auch nicht erlernen können. Sie verhalten sich für die Arbeitswelt zu unflexibel, können sich schwer anpassen oder verstehen nicht, was man von ihnen erwartet. Die Arbeitssuche für intellektuell gut begabte autistische Menschen ist immer besonders frustrierend. Es bedarf eines nachsichtigen und engagierten Arbeitgebers, verständnisvoller Kollegen und einer Arbeit, die dem Wesen des Autismus entgegenkommt, z. B. Computer-, Büro-, Bibliotheks- oder Archivarbeiten mit relativ monotonen oder überschaubaren Arbeitsabläufen und geregelten Sozialkontakten. Menschen mit Autismus in die Arbeitswelt zu integrieren, bedarf oft auch einer täglichen Unterstützung. Ein sogenanntes „On-Job-Coaching" welches das Wiederholen von elementaren Regeln und Anweisungen sowie eine Beruhigung und Absicherung des Betroffenen zu Beginn jeden Arbeitstages beinhaltet, kann immens hilfreich sein. Die meisten autistischen Menschen mit schwacher intellektueller Leistungsfähigkeit werden nach der Schulausbildung in einer Werkstatt für Behinderte betreut oder im Rahmen einer vollen Unterbringung in das Beschäftigungsprogramm der Einrichtung eingebunden. Auf dem freien Arbeitsmarkt können sie u.U. einfachen Tätigkeiten im Bereich von Lager-, Sortier- und Verpackungsarbeiten nachgehen.

5.3 Wohnen und Betreuung

Wohnen zu Hause

Es ist nicht immer leicht zu entscheiden, ob es für das betroffene Kind und die Familie besser ist, wenn das Kind überwiegend zu Hause oder außerhalb der elterlichen Wohnung betreut und gefördert wird. Sollte das Kind daheim betreut werden – was vor allem im Kindesalter oft der Fall ist – können nach einer genauen Diagnostik und Beratung der Eltern ambulante Frühfördermaßnahmen in einer dafür spezialisierten Einrichtung eingeleitet werden. Später müssen dann ein geeigneter Kindergartenplatz bzw. passende Beschulung- und Beschäftigungsmöglichkeiten gesucht werden.

Parallel können die Eltern regelmäßige ambulante Beratungstermine mit einem erfahrenen Kinder- und Jugendpsychiater, klinischen Psychologen oder anderen qualifizierten Personern vereinbaren. Für einen emotionalen und praktischen Austausch, können Eltern an Elternselbsthilfegruppen teilnehmen. Um vor allem die Mütter zu entlasten, die in der Regel die Hauptlast der Versorgung tragen, kann über die Lebenshilfe u.U. eine stundenweise Aufsicht des Kindes eingerichtet werden. Es gibt ferner einige Kurzpflegeeinrichtungen, die autistische Kinder für einige Wochen betreuen können, um der Familie bspw. einen Urlaub ohne die Sorge um das kranke Kind zu ermöglichen. Je nach Pflegeaufwand kann Pflegegeld verschiedener Stufen beantragt werden. Auch ein Behindertenausweis ist in vielen Fällen, insbesondere wenn gleichzeitig eine intellektuelle Behinderung vorliegt, formal gerechtfertigt. Die Beantragung sollte aber gut abgewogen werden, da der Ausweis neben Erleichterungen immer auch eine gewisse Stigmatisierung des Betroffenen bedeutet.

Für Kinder mit Autismus, die zu Hause wohnen und sich nicht gut im Alltag zurecht finden können, muss der Lebensraum auf ihre Bedürfnisse und Fähigkeiten zugeschnitten werden. Vor allem benötigen die Kinder klare Strukturen und Abläufe in ihrem Leben, damit sie sich besser orientieren können und ihre Umwelt verstehen lernen. Obgleich das Kind soziale und kommunikative Verhaltensweisen erwerben und selbstständig werden soll, muss man vermeiden, dass es überfordert wird, d.h. das Kind sollte stets die Möglichkeit erhalten, sich langsam an neue Personen und Umgebungen zu gewöhnen. Gleichermaßen empfiehlt sich, spontane Veränderungen des Tagesablaufs zu unterlassen, d.h. das Kind muss in der Regel wissen, was es erwartet. Räume, in denen es sich hauptsächlich aufhält, können einfach, sparsam und funktional möbliert sein und mit optischen Kommunikationshilfen (z. B. Hinweisbildern: Schlafzim-

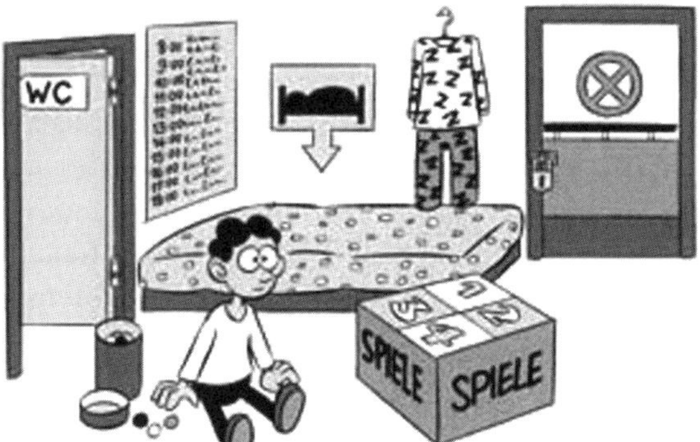

mer mit Bett, Bad mit Wanne) versehen werden. Aus Gründen der Sicherheit und Hygiene sollten Dinge im Haushalt widerstandsfähig, leicht zu reinigen und „ungefährlich“ sein. Zum Schutz des Kindes müssen u.U. zeitweise einige Türen verschlossen (Haustür, Balkon) und andere offen (Bad, Toilette) bleiben. Potenzielle Gefahrenquellen müssen beseitigt oder gesichert werden (Steckdosen, Chemikalien, Medikamente, (Küchen-) Werkzeug). Die Nachbarn sollten informiert werden, dass das Kind eine autistische Störung hat und was es bedeutet. Auf diese Weise können auch sie eine gewisse Überwachungs- und Hilfefunktionen übernehmen und es wird vermieden, dass es bei Lärmbelästigungen oder anderen Vorfällen sofort zu Streitigkeiten kommt.

Wohnen in einer Einrichtung

Viele Eltern zögern lange, eine angemessene Unterbringung für ihr Kind zu suchen, u.a. weil sie sich ihrer Verantwortung als Eltern nicht entziehen wollen oder Angst haben, das Kind könnte außerhalb der Familie nicht ausreichend beaufsichtigt oder gut genug behandelt werden. Gleichzeitig sind die Sorgen der Eltern groß, was aus ihren Kindern werden soll, wenn sie diese einmal nicht mehr selbst versorgen können. Autistische Menschen sollten sich ebenso wie gesunde Menschen irgendwann von den Eltern ablösen können, um ein „eigenständiges“ Leben zu führen. Das Verlassen des Elternhauses bedeutet nicht, dass das Kind abgeschoben oder ein intensiver Kontakt mit ihm unmöglich wird (Wochenendheimfahrt, regelmäßige gegenseitige Besuche). Da es noch sehr wenige spezifische Einrichtungen gibt, die mit der Betreuung autistischer Menschen vertraut sind, handelt es sich jedoch auch um eine schwierige Suche. Da die meisten autistischen Menschen keine selbstständige Lebensführung erreichen, sollte die Einrichtung auch zu einer langfristigen Betreuung in der Lage sein. Es muss eine Institution gefunden werden, in der nicht allein die Beherbergung und Pflege der Betroffenen im Vordergrund steht. Einige große Einrichtungen für behinderte Menschen beinhalten Wohneinheiten für autistische Patienten, die auch eine Tätigkeit in Werkstätten einschließen. Die Kosten hierfür übernimmt in der Regel die öffentliche Hand, z. B. der Landeswohlfahrtsverband nach der Beantragung über die örtliche Sozialhilfe. Bei Kindern im Vorschulalter können ggf. auch Hilfen zur Erziehung nach dem Kinder- und Jugendhilfegesetz beim Jugendamt beantragt werden. Darüber hinaus können Eltern Sozialhilfe für Unterbringung und Frühförderung wegen Mehrfachbehinderung (seelisch und geistig) und chronischem Verlauf ersuchen. Anthroposophische Einrichtungen mit sog. Lebensgemeinschaften bieten gute Konzepte für eine ganzheitliche Betreuung, bei der die Lebensqualität der Betroffenen erhöht wird. Das Angebot reicht von Arbeiten in Garten und Landwirtschaft über Töpfern, Weben, Papierherstellung bis zu einfachen industriellen Fertigungen und Hauswirtschaft.

6 Welche Behandlungsmöglichkeiten gibt es?

Wir haben schon mehrfach in diesem Ratgeber darauf hingewiesen, dass sich autistische Störungen heute noch nicht ursächlich behandeln lassen und daher eine vollständige Genesung nicht möglich ist. Wird das Problem jedoch früh erkannt, bringt das Kind gute Voraussetzungen mit und werden bereits im Kleinkindalter umfassende und effektive Maßnahmen eingeleitet, können gute Behandlungserfolge hinsichtlich der Schwere und Begleiterkrankungen erzielt werden.

Die biologischen Wurzeln der autistischen Störungen schließen effektive psychologische und pädagogische Maßnahmen nicht aus. Im Gegenteil stellen verhaltensbezogene Interventionen momentan sogar die hilfreichsten Ansätze der Autismustherapie dar. Zudem kann in Einzelfällen eine medikamentöse Behandlung von Begleiterkrankungen und stereotypen, zwanghaften Verhaltensweisen sinnvoll sein. Gegen die Primärsymptomatik des Autismus, d.h. die sozialen und kommunikativen Symptome, sind Medikamente aber unwirksam. Für die Behandlung autistischer Störungen gibt es keine einheitliche Therapie. Je nach Patient müssen individuelle Behandlungspläne erstellt werden, da die Autismussymptomatik und die zusätzlichen Probleme erheblich variieren. Sicher ist, dass die Therapie immer langfristig und lebensbegleitend angelegt werden muss.

6.1 Verhaltenstherapie

Autistische Menschen zeigen einerseits viele unangepasste, störende Verhaltensweisen, wie Stereotypien, Manierismen, Sonderinteressen und (selbst-)aggressives Verhalten („Verhaltensexzesse"), andererseits einen Mangel an sozialen und kommunikativen Kompetenzen („Verhaltensdefizite"). „Verhaltenstherapie" umfasst eine große Anzahl einzelner Techniken und Vorgehensweisen, die darauf abzielen, die Autismussymptomatik schrittweise zu verändern, d.h. gestörtes Verhalten ab- und normales Verhalten aufzubauen. Im Wesentlichen beinhaltet diese Therapieform, „richtiges" Verhalten systematisch, durchgängig sowie für das Kind erkennbar und verständlich zu belohnen (positive Verstärkung). Dem Kind muss zuvor, ggf. in kleinen Schritten, klar und verständlich ein entsprechendes Modell für angemessenes Verhalten vorgegeben werden (Lernen am Modell). Es wird dann dazu motiviert, dieses Verhalten nachzuahmen (imitieren). Solche neuen Verhaltensweisen sollten in vielen Situationen, verschiedenen Umgebungen und mit möglichst vielen Menschen geübt werden, um es ganzheitlich zu erlernen, zu verstehen und in das gegebene Verhaltensrepertoire einzubauen. Einige Programme versuchen, das ganze Autismussyndrom mit diesen Methoden zu behandeln, insbesondere der „Applied Behavior Analysis“-Ansatz für Autismus von Ivar Loovas und daran orientierte. Ansonsten lassen sich auch mit Verhaltenstherapie einzelne Symptome der Krankheit kontrollieren und behandeln. Die Methoden haben ebenfalls einen Stellenwert im Rahmen anderer Therapieprogramme, z. B. bei TEACCH (Treatment and Education of Autistic and Related Communication Handicapped Children), das jedoch vor allem die Maximierung der Lebensqualität und das Zurechtfindens im Alltag anstrebt, weniger das Ausmerzen von Defiziten. Die meisten Programme sind so konzipiert, dass auch Eltern in die Techniken eingewiesen und bei der Durchführung beraten werden können.

Verhaltenstherapeutische Methoden sind in der Autismustherapie noch immer am besten wissenschaftlich abgesichert. Klassische Verhaltenstherapie muss aber an den individuellen Menschen angepasst sowie offen und variabel durch andere Maßnahmen ergänzt und erweitert werden, weil die Therapie ansonsten zu mechanisch und undifferenziert ist und ihr Ziel verfehlt. Das gilt vor allem für die Therapie älterer und gut begabter Patienten.

Verringern störender Verhaltensweisen mit Verhaltenstherapie

Bei Verhaltensexzessen wird vor Beginn der Therapie überprüft, ob diese Verhaltensweisen für den Betroffenen eine bestimmte Funktion haben, wann der Betroffene diese zeigt und ob sie von seiner Umgebung beeinflusst werden. Nicht selten wird störendes Verhalten vorrangig behandelt, weil es z.T. viel Aufmerksamkeit und Zeit des Kindes in Anspruch nimmt und daher die Voraussetzungen für das Lernen angemessenen Verhaltens verschlechtert werden. Ferner kann z. B. selbstverletzendes Verhalten (z. B.

Anschlagen des Kopfes) derart bedrohliche Formen annehmen, dass sofort Schutzmaßnahmen (z. B. Tragen eines Kopfschutzes) ergriffen werden müssen.

Mit Verhaltensexzessen kann das Kind versuchen, etwas mitzuteilen, bspw. Überforderung, Erregung, Angst, Desinteresse oder Schmerzen. Verhaltensexzesse können auch einen Versuch darstellen, sich zu beruhigen, zu stimulieren, abzulenken oder sich einer Situation oder Anforderung zu entziehen. Es besteht bei Verhaltensexzessen stets die Möglichkeit, dass sie von der Umwelt unbeabsichtigt aufrechterhalten oder noch verschlimmert werden. Je nachdem, wie das störende Verhalten bedingt wird, sind zur Veränderung der Stereotypien verschiedene Maßnahmen notwendig. Es ist zunächst sinnvoll, Situationen zu erkennen und zu vermeiden, die störendes Verhalten fördern, also Situationen der Bedrohung oder Überforderung. Ferner müssen mögliche positive oder negative Verstärkungen stereotypen Verhaltens durch die Umgebung erkannt und unterbunden werden. Wird störendes Verhalten durch einen Mangel an Stimulation mitverursacht, sind für das Kind anregendere Umgebungen und Aktivitäten zu finden, die angepasste Verhaltensweisen ermöglichen können. Situationen und Phasen, in denen das Kind kein störendes Verhalten zeigt, sollten belohnt werden.

Fördern sozialer und praktischer Verhaltensweisen durch Verhaltenstherapie

Bei Kindern mit Autismus sind der Erwerb und die Ausübung von alltäglichen Tätigkeiten (z. B. selbstständiges Essen, Waschen, Zähneputzen, An- und Ausziehen, auf Toilette gehen, Ranzen packen, zur Schule fahren, Hausaufgaben machen, Einkaufen, mit Geld umgehen etc.), altersgerechter Freizeitgestaltung (z. B. Spielen, Bewegung) und sozio-kommunikativen Verhaltens (Sozialkontakt aufnehmen, Interagieren, Informationen geben und entgegennehmen) beeinträchtigt. Die Förderung solcher Kompetenzen geschieht, indem Schritte in Richtung des gewünschten Verhaltens durchgängig verstärkt werden. Die erlebte angenehme Konsequenz auf das Verhalten erhöht die Wahrscheinlichkeit der Wiederholung. Die

Wahrscheinlichkeit ist umso größer, je erfreulicher die Konsequenz für das Kind war. Als Belohnungen kommen materielle (z. B. Süßigkeiten), soziale (z. B. Lob) oder Handlungsverstärker (z. B. gemeinsam Schwimmen gehen) in Frage. Am effektivsten wird durch diejenigen Verstärker belohnt, die für das individuelle Kind den größten Belohnungswert haben. Diese müssen erkannt und ausprobiert werden. In bestimmten Fällen können auch Symbole als Belohnung dienen (z. B. Plastikmünzen), die gesammelt und später gegen reale Belohnungen eingetauscht werden.

6.2 Förderung der Sprache und alternativer Kommunikationsformen

Sprache

Für die intellektuelle und soziale Entwicklung eines Menschen ist die Verwendung von Sprache äußerst bedeutsam. Ausgereifte Sprache ist flexibel und kompliziert und kann durch keine andere Form der Verständigung gleichwertig ersetzt werden. Störungen der Sprache stellen für Menschen immer eine Behinderung dar und erschweren nachhaltig die Verständigung mit der Umwelt. Alle Menschen mit autistischen Störungen haben irgendeine Auffälligkeit der Sprache. Der Versuch, die sprachlichen Fähigkeiten der Betroffenen zu verbessern, ist daher immer ein zentrales Anliegen therapeutischer Maßnahmen bei diesen psychiatrischen Problemen.

Auch zum Aufbau von Sprache wurden *verhaltenstherapeutische Programme entwickelt;* mittlerweile existieren jedoch ebenfalls alternative *psycholinguistische Ansätze.* Im Fokus der verhaltenstherapeutischen Intervention steht zunächst, anhand kontinuierlicher Verstärkung des kindlichen Blickkontaktes, die Ausrichtung der Aufmerksamkeit auf den Therapeuten. Zuerst werden alle Laute verstärkt, dann nur solche, die denen des Therapeuten ähneln. Später erfolgt die Verkettung einzelner Laute zu Worten und Sätzen. Psycholinguistische Programme beabsichtigen, betroffenen Kinder das Erlernen von Sprache auf möglichst natürliche Weise zu ermöglichen. Kinder sollen die Gesetzmäßigkeiten des normalen Spracherwerbs erlernen. Die Sprache wird daher nicht allein durch Aneignen von

Wörtern, sondern auch durch Interaktion, Gestik und Begriffsbildung vermittelt.

Alternative Kommunikationsformen

Da bei vielen autistischen Menschen Sprachprobleme erhalten bleiben, ist es notwendig, andere Möglichkeiten der Kommunikation zu nutzen. Zu diesem Zweck ist der Einsatz von Fotos, Bildkarten und Kommunikationstafeln hilfreich. Das Kind kann lernen, auf Bilder zu zeigen oder Karten zu benutzen, auf denen bestimmte Handlungen, Gegenstände oder Zustände dargestellt sind, um z. B. einen Wunsch mitzuteilen. Später können diese Karten mit Sprache verbunden und evtl. dadurch ersetzt werden. Ein System, das Therapeuten dazu verwenden, ist das *Picture Exchange Communication System* (PECS).

6.3 Training sozialer und kommunikativer Fertigkeiten

Verhaltenstherapeutische Methoden werden vorrangig bei der Frühförderung (Kleinkind bis Vorschulalter) und im Kindesalters in der weiter oben beschriebenen Weise angewandt. In exakt gleicher Weise lassen sich nicht alle älteren Menschen mit Autismus behandeln, vor allen nicht solche mit guten intellektuellen und sprachlichen Fähigkeiten. Neben dem Lernen am Modell und positiver Verstärkung kann bei diesen Personen auch versucht werden, die Einsicht in soziale und kommunikative Prozesse zwischen Menschen zu fördern, so dass sie Schlüsselmerkmale von interaktiven Situationen kennenlernen. Auch kann vermittelt werden, wie soziale Signale zu erkennen und interpretieren sind, z. B. die Bedeutung von Gestik, Mimik, Blick-

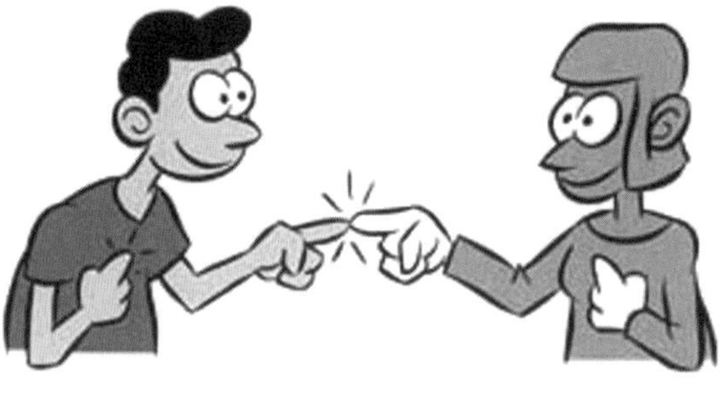

kontakt und Körpersprache. Schließlich wird trainiert, wie Gedanken, Wünsche, Absichten, Gefühle, Stimmungen und Überzeugungen identifiziert und mitgeteilt werden können.

Ein möglicher Rahmen, in dem solche Therapien durchgeführt werden, sind Gruppen von Patienten. Hier werden Personen mit vergleichbaren Auffälligkeiten zusammengebracht und deren Verhaltensprobleme kollektiv bearbeitet. Während die Inhalte, z. B. bei Kindern, im Wesentlichen spielerischer Natur sein werden, steht bei Jugendlichen oder Erwachsenen eher die Bewältigung konkreter, alltagspraktischer Probleme im Vordergrund. Die Anforderungen an die Gruppe können im Laufe der Therapie vorsichtig gesteigert werden. Das Ziel der Patientengruppen besteht vor allem darin, Kindern mit Autismus Erfahrungen im Kontakt zu Gleichaltrigen sowie das Erlebnis einer Gruppenidentität in einem sicheren und übersichtlichen sozialen Kontext zu ermöglichen. Im Zusammenhang mit den Aktivitäten können die Notwendigkeit der Kooperation und gegenseitigen Verantwortung vermittelt sowie soziale und kommunikative Fertigkeiten trainiert werden. Nach der Aktivität werden die Teilnehmer befragt und bestärkt, über ihr Erleben der Interaktion mit der Gruppe zu sprechen. Am Ende der Gruppentherapie können zu den Aktivitäten Hausaufgaben verteilt werden, um das Gelernte zu Hause zu üben und es zu Beginn des nächsten Treffens zu besprechen.

6.4 Ergotherapie, Logopädie und Physiotherapie

Ergotherapie, Logopädie und Physiotherapie können wichtige ergänzende Maßnahmen der Autismustherapie darstellen, und sollten bereits im Rahmen der *Frühförderung* beginnen. Allerdings müssen die Therapenten mit den besonderen Bedingungen der Behandlung von Kindern mit Autismus vertraut sein. Ergotherapeutische Maßnahmen können zu neuen Erfahrungen und einer Schärfung der Sinne durch den Umgang mit vielfältigen Materialien und deren konstruktiver Verwendung führen. Die Beschäftigungen sollten stets in soziale und kommunikative Situationen eingebunden werden. Sprach- und Sprechtherapie kann erfolgen, wenn die Betroffenen einfache Sprache im Alltag verwenden und auch ein Minimum an

Sprache verstehen. Die meisten autistischen Kinder zeigen beim Sprechen Auffälligkeiten der Lautstärke, Tonlage, Geschwindigkeit und Modulation, die mit logopädischen Übungen und einer Beeinflussung der Atmung verbessert werden können. Bei Defiziten der motorischen Entwicklung kann mit krankengymnastischen Übungen und psychomotorischem Training das Kind allgemein gestärkt, der Muskeltonus verbessert sowie die Bewegungskoordination und Körperwahrnehmung gefördert werden. Eine spezielle Physiotherapie zur Bewältigung früher Ess- und Fütterstörungen mangels Koordination von Kauen und Schlucken kann bei Kleinkindern angezeigt sein.

6.5 Was nutzen Medikamente?

Zur Behandlung der Kernsymptomatik des Autismus, also der problematischen Kommunikation und sozialen Interaktion, gibt es kein wirksames Medikament. Bei einigen Menschen mit Autismus kann aber – begleitend zu anderen Maßnahmen – mit Psychopharmaka eine Verbesserung des stereotypen, repetitiven, fremd- oder selbstaggressiven und häufig hyperaktiven Verhaltens erreicht werden. Auch bei krisenhaften Zuspitzungen der Symptomatik kann für kurze Zeit eine Intervention mit Medikamenten sinnvoll sein. Verschiedene klinische Untersuchungen haben gezeigt, dass so genannte atypische Neuroleptika u.a. bei Fremd- und Selbstaggression sowie stereotypem Verhalten, selektive Serotoninwiederaufnahmehemmer (SSRIs) gegen Zwänge und depressive Störungen sowie Stimulanzien gegen hyperaktiv-impulsive Symptome hilfreich sein können. Epilepsien, die häufig gemeinsam mit autistischen Störungen auftreten, müssen mit Antikonvulsiva eingestellt werden. Einige Medikamente sind nicht für Kinder – sondern nur für Erwachsene – klinisch geprüft und können daher ausschließlich in persönlicher Verantwortung des behandelnden Arztes verschrieben werden. Trotzdem sind solche Präparate für eine effektive Behandlung der Betroffenen unverzichtbar.

6.6 Ergänzende und umstrittene Maßnahmen

Vielfältige weitere Therapien und Methoden werden zur Behandlung des Autismus angeboten und angewandt. Man kann diese Ansätze nicht empfehlen, da sie ihre Wirksamkeit nicht wissenschaftlich unter Beweis gestellt haben. Die meisten sind sicherlich nicht schädlich. Einige betroffene Kinder können sie evtl. positiv beeinflussen und im Rahmen eines ganzheitlichen Therapieplans sind sie durchaus vertretbar. Es ist beispielsweise möglich, mit Musiktherapie, Kunsttherapie, Massagetherapie, Reit- und Delphintherapie ggf. die Aufmerksamkeit und das Interesse des Kindes zu stimulieren sowie seine Ausgeglichenheit und Stimmung, die Kontaktfähigkeit, Hinwendung zu Lebewesen und Lebensqualität insgesamt zu verbessern. Diese Maßnahmen sollten aber nur ergänzend zu anderen Therapien erfolgen und nicht Methoden erster Wahl sein. Übertriebenen Versprechungen sollte man keinen Glauben schenken.

Die weiteren Maßnahmen sind im Kontext der Behandlung des Autismus entweder äußerst umstritten und unglaubwürdig oder deren Annahmen und Versprechungen wurden durch wissenschaftliche Untersuchungen im Wesentlichen widerlegt. Zu diesen Ansätzen gehören u.a. *psychoanalytisch fundierte Therapie* (bzw. analytische Spieltherapie), Hörtraining nach *Tomatis,* Trainingsmethoden nach *Doman und Delacato* oder *Affolter, Daily-Life-Therapie, kraniale Osteopathie,* Spezialbrillen *(„Irlen-Syndrom“), Festhaltetherapie* und *gestützte Kommunikation.*

6.7 Bedenkliche Methoden und Unterlassungen

Auch verschiedene biologisch begründete Therapien wurden in der Vergangenheit mit Nachdruck angepriesen, sind aber nachgewiesenermaßen nutzlos, z. B. die Behandlung mit dem Darmhormon Sekretin, mit hohen Dosen von Vitaminen und Mineralien oder besonderen Diäten. Von diesen Maßnahmen ist mit Nachdruck abzuraten.

Immer wieder tauchen Gerüchte auf, Impfungen (z. B. gegen Mumps, Masern und Röteln) oder eine Medikation mit Antibiotika könnten Autismus verursachen. Diese Berichte entbehren jeglicher wissenschaftlicher Grundlage, z. B. unterscheidet sich die Häufigkeit von Autismus nicht bei geimpften und ungeimpften Kindern. Die Kinder ohne Impfungen erkranken aber nachgewiesenermaßen häufiger an gefährlichen Infektionskrankheiten, und das Erkrankungsrisiko für Nachkommen (z. B. durch angeborene Röteln) steigt erheblich an. Die üblichen Impfungen gegen Kinderkrankheiten sollten daher nicht unterlassen werden.

Was können Therapeuten tun?

1. **Frühförderung!** Je früher Therapeuten mit dem Kind arbeiten können, umso besser ist in der Regel der Therapieerfolg hinsichtlich der Verminderung störender und des Aufbaus sozialer und kommunikativer Verhaltensweisen. Verschiedene umfassende Programme haben ihre Wirksamkeit unter Beweis gestellt und können als Frühfördermaßnahmen (und darüber hinaus) angewandt werden. Die beiden bekanntesten Techniken sind die intensive Verhaltenstherapie (nach Ivar Lovaas und verwandte Methoden) sowie das TEACCH-Programm (Treatment and Education of Autistic and Related Communication Handicapped Children). Solche Frühfördermaßnahmen sollten bereits mit Ergotherapie, Logopädie und Physiotherapie kombiniert werden.

2. **Verhaltenstherapie (VT)!** Die VT ist eine viele Methoden einschließende Therapieform, die bei autistischen Störungen vor allem mit Belohnung, Lernen am Modell und Imitation arbeitet. Verhaltenstherapeutische Maßnahmen gehören zu den wirksamsten in der Autismustherapie und sind Bestandteil der meisten Therapieansätze. Bestimmte autismustypische Symptome oder das ganze Syndrom können behandelt werden. Die VT sollte individuell gestaltet und mit anderen Methoden angereichert werden, da die Vielfalt der Erscheinungsformen des Autismus eine flexible und integrative Handhabung der VT verlangt.

3. **Training von Sprache und alternative Kommunikationsformen!** Sprache und Kommunikation sind für die soziale und intellektuelle Entwicklung des Kindes maßgeblich. Beim Aufbau und zur Verbesserung sprachlicher Fähigkeiten können wiederum verhaltenstherapeutische oder psycholinguistische Therapien eingesetzt werden. Ist

ein Aufbau von Sprache nicht oder nur begrenzt möglich, können alternative Kommunikationssysteme (Bildkarten, Fotos, Kommunikationstafeln) verwendet oder einem Sprachaufbau vorgeordnet werden. Das bekannteste und effektivste System zu diesem Zweck ist das PECS (Picture Exchange Communication System).

4. **Training sozialer und kommunikativer Fertigkeiten!** Vor allem bei älteren, gut begabten und sprechenden Menschen mit Autismus kann ein einsichtsorientiertes, kognitiv-verhaltenstherapeutisches Programm zum Training sozialer und kommunikativer Kompetenzen erfolgen. Anliegen hier ist vor allem, Verhaltensprobleme der Betroffenen in konkreten Situationen zu bearbeiten und einen Sinn für zwischenmenschliche Prozesse im Allgemeinen aufzubauen.

5. **Ergotherapie, Logopädie, Physiotherapie!** Diese Therapien sollten bereits frühzeitig in Ergänzung zu anderen Maßnahmen erfolgen. Sie verschaffen dem Kind neuartige Sinneserfahrungen und Beschäftigungsmöglichkeiten, können eine Verbesserung des Sprechens und der Sprache bewirken und die Psychomotorik, Koordination und Körperwahrnehmung fördern.

6. **Psychopharmaka!** Dienen nicht der Behandlung der Kernsymptomatik des Autismus an sich. In Fällen mit starken Stereotypien, Fremd- und Selbstaggressionen und Begleiterkrankungen (z. B. Epilepsie, Hyperaktivität, Depression, Tics) können sie aber effektiv und hilfreich sein.

7. **Musik-, Kunst-, Reit- und Delphintherapie u.a.!** Sind optimale Therapien, die im Rahmen eines Gesamttherapiekonzepts eingesetzt werden. Im Einzelfall können diese u.U. die Aufmerksamkeit, Kontaktfähigkeit und Lebensfreude des Kindes sowie sein Interesse an der Umwelt positiv beeinflussen.

Weiterführende Literatur

Für Eltern, Erzieher und Lehrer

Aarons, M. & Gittens, T. (2000). *Das Handbuch des Autismus.* Weinheim: Beltz. (beinhaltet Verzeichnis mit Adressen von Wohnstätten)

Attwood, T. (2000). *Asperger's syndrome: a guide for parents and professionals.* London: Jessica Kingsley Publishers.

Lelord, G. & Rothenberger, A. (2000). *Dem Autismus auf der Spur.* Göttingen: Vandenhoeck & Ruprecht.

Für Fachleute

Cohen, D. & Volkmar, F. (Hrsg.) (1997). *Handbook of autism and pervasive developmental disorders.* New York: Wiley.

Gillberg, C. & Coleman, M. (2000). *The biology of the autistic syndromes.* London: Mac Keith.

Klin, A., Volkmar, F. & Sparrow, S. S. (Hrsg.) (2000). *Asperger-syndrome.* New York: Guilford.

Kusch, M. & Petermann, F. (2001). *Entwicklung autistischer Störungen.* Göttingen: Hogrefe.

Poustka, F., Bölte, S., Feineis-Matthews, S. & Schmötzer, G. (2004). *Autistische Störungen.* Leitfaden Kinder- und Jugendpsychotherapie (Band 5). Göttingen: Hogrefe.

Remschmidt, H. (2000). *Autismus.* München: Beck.

Volkmar, F. (Hrsg.) (1998). *Autism and pervasive developmental disorders.* Cambridge: Cambridge University Press.

Anhang

Adressen und Internetressourcen

Bundesverband „Hilfe für das autistische Kind“
Vereinigung zur Förderung autistischer Menschen e.V., Bebelallee 141, D-22297 Hamburg, Tel. 040/5115604, Fax 040/5110813, www.autismus.de

Österreichische Autistenhilfe
Eßlinggasse 13/311, A-1010 Wien, Tel. 0043/1/5339666, Fax 0043/1/5337847, http://members.magnet.at/autistenhilfe/

Elternverein Autismus Schweiz
Autismus Deutsche Schweiz, Fischerhöflirain 8, CH-8854 Siebnen, Tel./Fax 0041/55/440 60 25

Deutsche Gesellschaft für Kinder- und Jugendpsychiatrie und Psychotherapie e.V.
Hans-Sachs-Str. 6, D-35039 Marburg, Tel. 6421/2866258, Fax 06421/2868975, www.dgkjp.de

Leitlinien für tiefgreifende Entwicklungsstörungen der Deutschen Gesellschaft für Kinder- und Jugendpsychiatrie und -psychotherapie
www.uni-duesseldorf.de/WWW/AWMF/ll/kjpp-018.htm

TEACCH in Deutschland
AUTEA GmbH, Uechtingstraße 89a, D-45881 Gelsenkirchen, Tel. 0209/7004679, Fax 0209.7004583, www.autea.de

Dr. Anne Häussler, Gundbachstr. 43a, D-65426 Rüsselsheim, Tel. 06142.938322, Fax 06142.938323

Frühe, intensive Verhaltenstherapie nach Ivar Lovaas
Dipl.-Psych. Angela Noller, „Early Autism Projekt Stuttgart“, Keltenstr. 4, D-73376 Gemmrigheim, Tel./Fax 07143.963540, www.earlyautismprojekt.de/index.html

Autismustherapiezentren in Deutschland (Auswahl)
www.autismusstuttgart.de/Beratungsstelle.htm (Stuttgart)
www.autismus-bremen.de (Bremen)
home.t-online.de/home/autismus-koeln/homepage.htm (Köln)
www.autismus-nordbaden-pfalz.de/theraztr.htm (Mannheim)
www.stmarienkh-dd.de/autistenambulanz/index.html (Dresden)

Frühförderung in Deutschland
Bestellen Sie kostenlos ein Adressverzeichnis beim Bundesministerium für Arbeit und Sozialordnung. Bundesministerium für Arbeit und Sozialordnung, Öffentlichkeitsarbeit, Information, Postfach 500, D-53105 Bonn, Tel. 0180/5151510, Fax 0180/5151511, www.bma.bund.de

Bundesweite Erforschung des Autismus
www.klinik.uni-frankfurt.de/zpsy/kinderpsychiatrie/forschung/autismus-aktuell.htm